科学战“疫”

人类与病毒的故事

顾问　沈洪兵　编委会主任　孙春雷
主编　夏　军　郭志宝

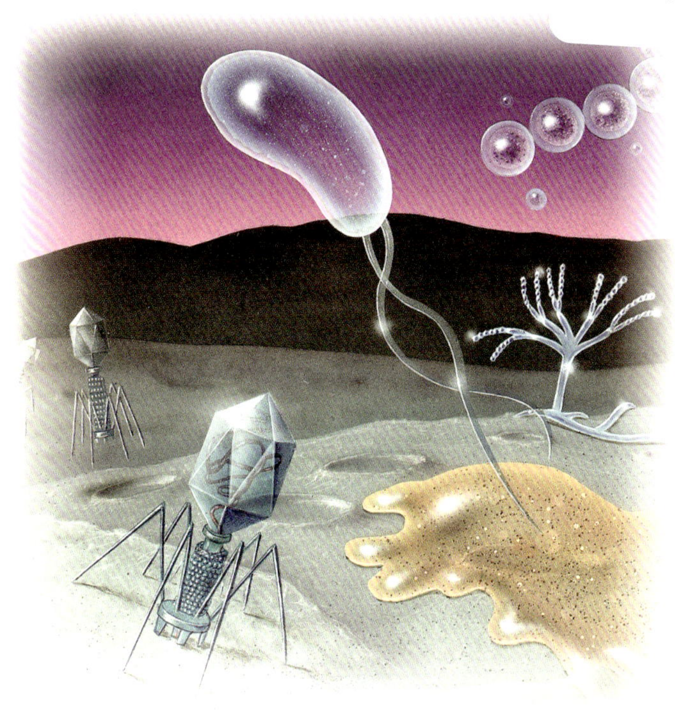

江苏凤凰科学技术出版社

图书在版编目（C I P）数据

科学战“疫”：人类与病毒的故事 / 夏军，郭志宝主编. -- 南京：江苏凤凰科学技术出版社，2020.3

ISBN 978-7-5713-1030-1

Ⅰ.①科… Ⅱ.①夏… ②郭… Ⅲ.①日冕形病毒－病毒病－肺炎－预防（卫生）－青少年读物 Ⅳ.①R563.101-49

中国版本图书馆 CIP 数据核字（2020）第 039098 号

科学战“疫”：人类与病毒的故事

主　　编	夏　军　郭志宝
责任编辑	傅永红　仲　敏
出版发行	凤凰出版传媒股份有限公司 江苏凤凰科学技术出版社
出版社地址	南京市湖南路 1 号 A 楼，邮编：210009
出版社网址	http://www.pspress.cn
经　　销	凤凰出版传媒股份有限公司
印　　刷	南京迅驰彩色印刷有限公司
开　　本	718mm × 1000mm　1/16
印　　张	7
字　　数	45 000
版　　次	2020 年 3 月第 1 版
印　　次	2020 年 3 月第 1 次印刷
标准书号	ISBN 978-7-5713-1030-1
定　　价	38.00 元

中华民族历史上经历过很多磨难，但从来没有被压垮过，而是愈挫愈勇，不断在磨难中成长、从磨难中奋起。

——习近平

阴阳和静，鬼神不扰，四时得节，万物不伤，群生不夭，人虽有知，无所用之，此之谓至一。

——庄子《外篇·缮性》

下一次，再有某种病毒从野生动物身上转移到人类体内，很可能还会引发大规模疫情，而我们完全可能对致病病毒一无所知。

——卡尔·齐默《病毒星球》

传染病在历史上出现的年代遭遇人类，未来也将会和人类天长地久地共存，而且，它一定会和从前一样，是人类历史中的一项基本参数及决定因子。

——威廉·H. 麦克尼尔《瘟疫与人》

地球的免疫系统察觉了人类的活动，开始发挥作用。大自然在试图除掉人类这种寄生生物的感染。

——理查德·普雷斯顿《血疫》

主　编
夏　军　郭志宝

编写组成员
许炳才　张　洁　夏文燕　葛璟璐　袁金宜　王丽华　吉春鹏

绘　图
郭　炜　李渊博　魏　萌　吴小倩

美术编辑
赵晋锋　蒋雪南

支持单位　中国科普作家协会
指导单位　江苏省科学技术协会
出品单位　江苏省科学传播中心　江苏省健康科普联盟
　　　　　江苏省预防医学会　江苏省科普作家协会
　　　　　江苏省青少年科技教育协会
协助单位　南京冲锋号文化传媒有限公司

序　言

2020 年新春伊始，一场突如其来的新型冠状病毒肺炎疫情打乱了我们工作生活的节奏，青少年朋友们也度过了一个难忘而又无奈的假期吧！距离重症急性呼吸综合征（SARS）疫情已经过去 17 年了，很多青少年朋友那个时候可能还没有出生。这两次疫情，都是冠状病毒造成的。为什么病毒总是一而再再而三地攻击我们，病毒到底是什么，它们是怎么生存和繁殖的，又是怎么侵入到我们人体中的，在历史上给人类带来过哪些灾难，人类为抵御病毒采取了哪些措施……本书围绕这些问题为青少年朋友们做一些科普解答。

人类与病毒的战斗是艰难而又漫长的，我们认识病毒的历史并不长，对病毒的了解还不够。病毒的种类和数量非常庞大，繁殖变异的速度也很快。因此从目前来看，人类在与病毒的战斗中还处于下风，很多病毒性疾病没有特别好的治疗办法，大多数时候只能依靠我们自身的免疫系统来治愈。但是科学家们始终在不懈地努力，从古到今，无数的科研人员不畏艰辛，逆水行舟，甚至付出生命的代价，一步步探索病毒的世界。正是他们的努力，人类在抵御病毒的道路上不断取得一个又一个胜利，例如我们消灭了天花和Ⅱ型、Ⅲ型脊髓灰质炎病毒，研发出一系列疫苗，科技的力量使我们充满信心。

“沉舟侧畔千帆过，病树前头万木春。”千百年来人类经历过各种灾难，但是只要人们众志成城，团结一心，最终都能转危为安。当前我们最重要的是保持高度的警惕性，做好一切隔离防范措施，特别是不轻信谣言、不传播谣言，配合好医务工作者，为最终战胜疫情共同努力。从长远来说，我们要牢记历史的惨痛教训。人类和动物拥有共同的家园，处于共同的生态系统中。作为生物中的一分子，我们必须尊重生命，敬畏生物多样性，全面构建国家生物安全体系。只有这样，人类才能从容地面对未来，为子孙后代留下一个丰富多彩而又健康和谐的地球村。

中国工程院院士、南京医科大学校长 沈洪兵
2020 年 2 月 18 日

目　录

第一章　地球村的古老居民

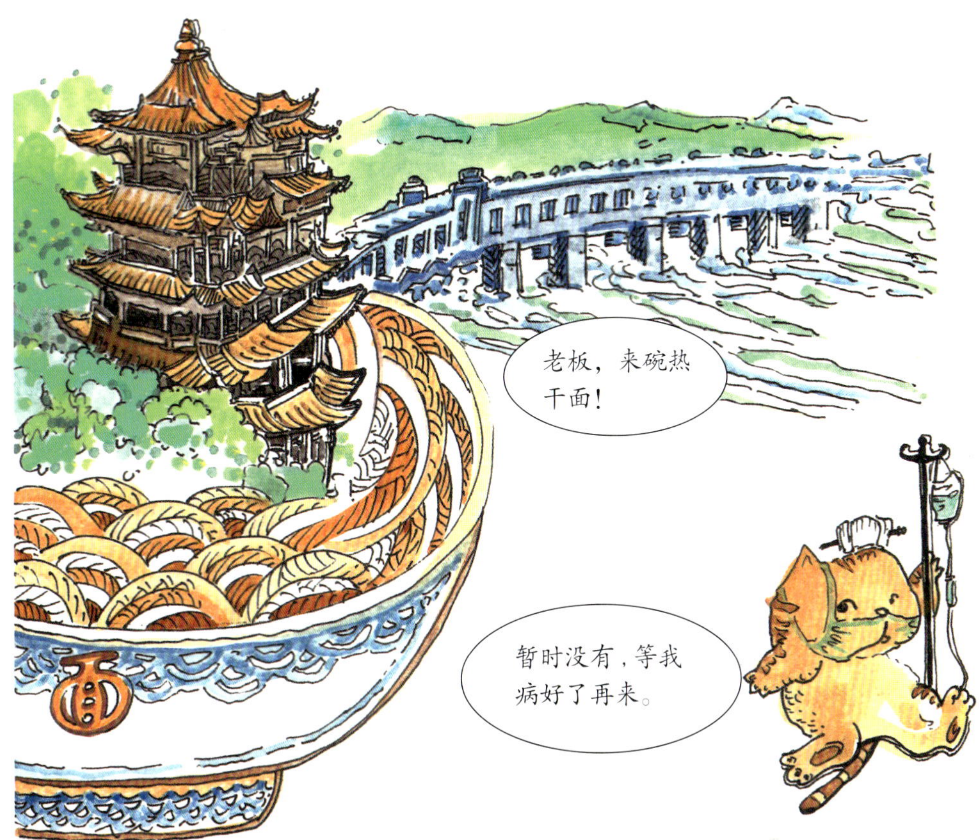

2019年12月以来，新型冠状病毒肺炎疫情陆续发生，来势汹汹，咄咄逼人，令我们的正常生活被迫按下“暂停键”，同学们也度过了一个漫长而沉闷的假期。

病毒是地球上古老的生物，在人类进化史上，病毒始终如影随形。人类和病毒的斗争一直在持续，我们要战胜对手，打赢这场没有硝烟的战“疫”，首先需要仔细了解这些狡猾的病毒。

病毒的前世今生

大约 36 亿年前，地球上发生了一件大事，最早的原始生命——单细胞生物出现了。在复杂的环境下，单细胞生物不断演化，形成了多细胞生物。在几亿年前，它们逐渐演化出更加高级的组织和器官，功能越来越复杂，可以完成越来越多的高难度行为，逐步构成了生机盎然的世界。

病毒就是我们地球村的一个古老居民，它是自然界最简单、最原始的生物。早在几十亿年前，地球上还没有单细胞生物的时候，病毒就已经存在了。在很多生物学家的眼里，生物的本质就是遗传基因，生物的行为不过是基因操控的结果。而病毒就只有遗传基因和一点点必要的蛋白质“外衣”，其余的什么都没有，但是它同所有的生物一样，具有遗传、变异、进化的能力。

病毒家族按照感染对象可简单分为植物病毒、动物病毒、细菌病毒。

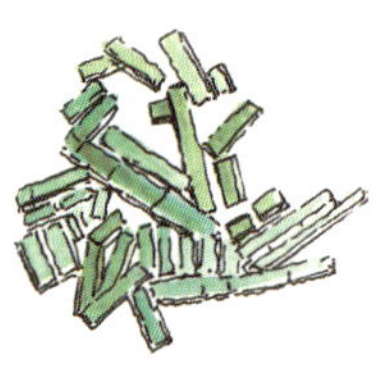

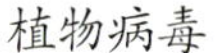

植物病毒

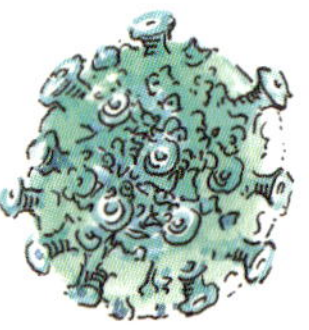

动物病毒

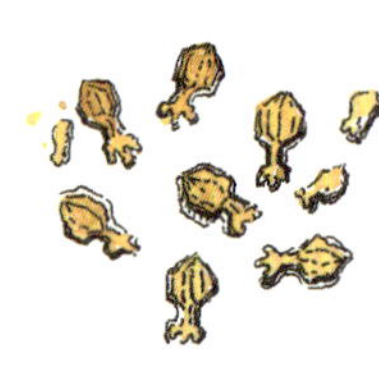

细菌病毒

植物病毒，顾名思义，影响的对象是植物。在自然界中，

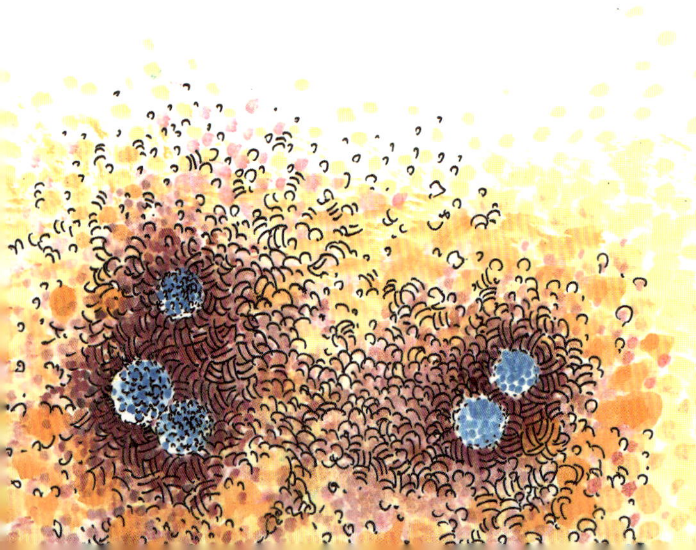

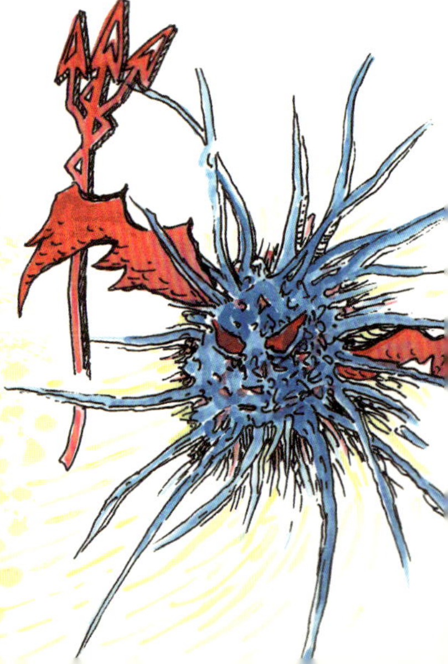

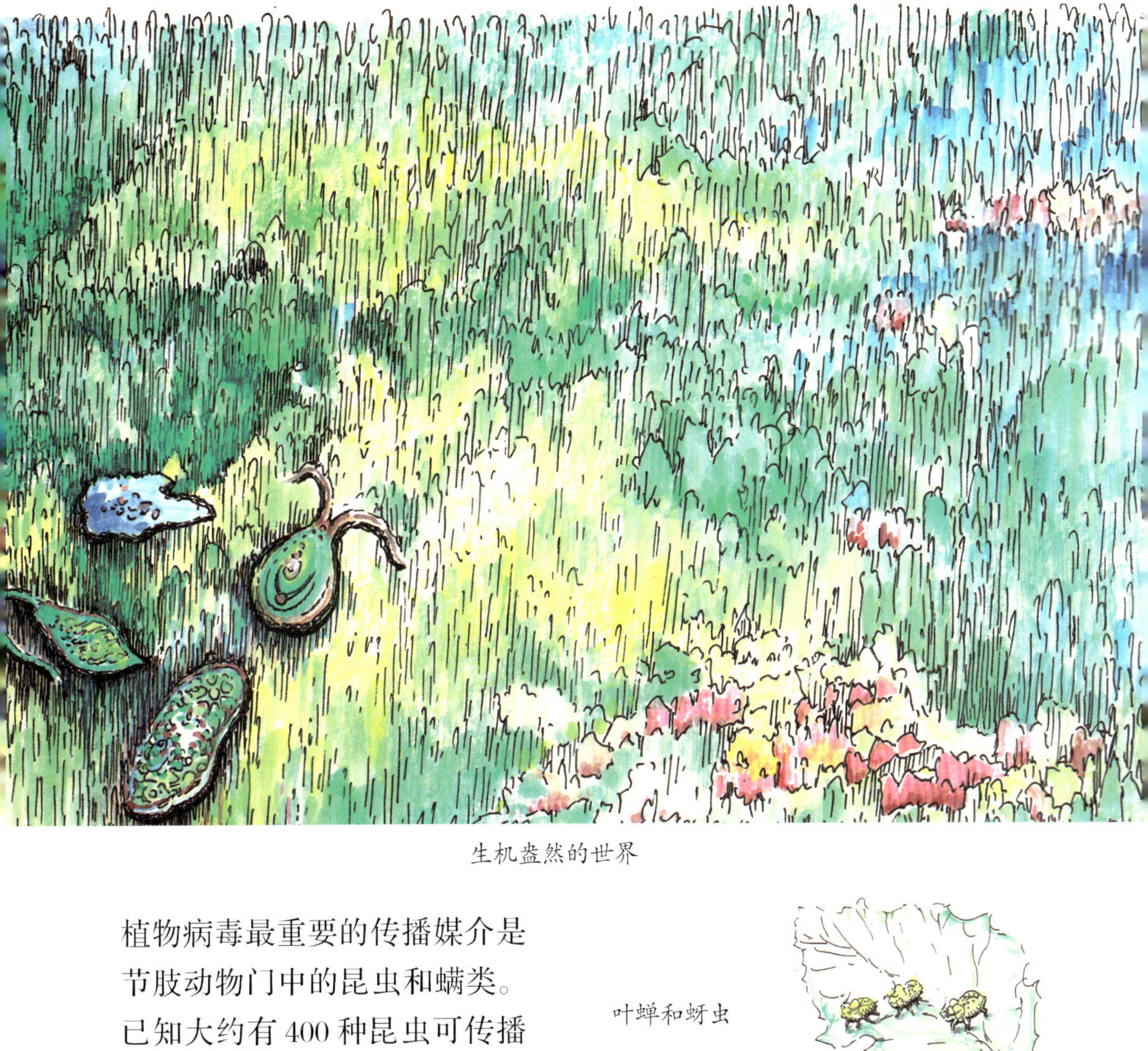

生机盎然的世界

植物病毒最重要的传播媒介是节肢动物门中的昆虫和螨类。已知大约有400种昆虫可传播200种以上的病毒，其中以叶蝉和蚜虫最为主要，仅桃蚜就能传播约70种病毒。某些昆虫传播植物病毒的一个重要特点是：病毒既能在植物体内也能在昆虫体内繁殖。

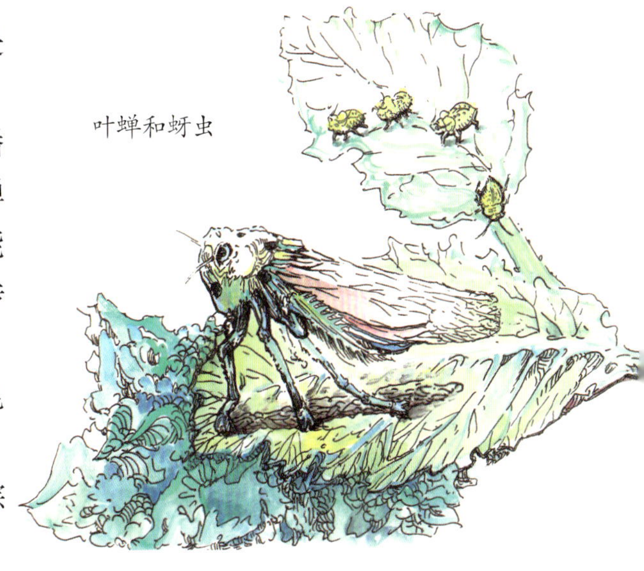

叶蝉和蚜虫

近年来，重症急性呼吸综

合征、口蹄疫、禽流感、疯牛病等人畜共患疾病通过各种途径频频突袭人类。

动物病毒的复制和噬菌体复制的过程相似：吸附、注入、复制、装配、释放，只是有些细节不同。

细菌病毒以细菌为宿主，又称噬菌体。噬菌体数量无法计算，在任何生物体上都可以看到它们的身影。噬菌体导致了这个世界上最大规模的死亡。不过别紧张，这里的死亡不是指人类，而是指细菌。比如噬菌体每天会杀死海洋中 40% 的细菌。噬菌体与人类友好相处，科学家正在研究，请它来帮助人类治疗某些细菌性疾病。

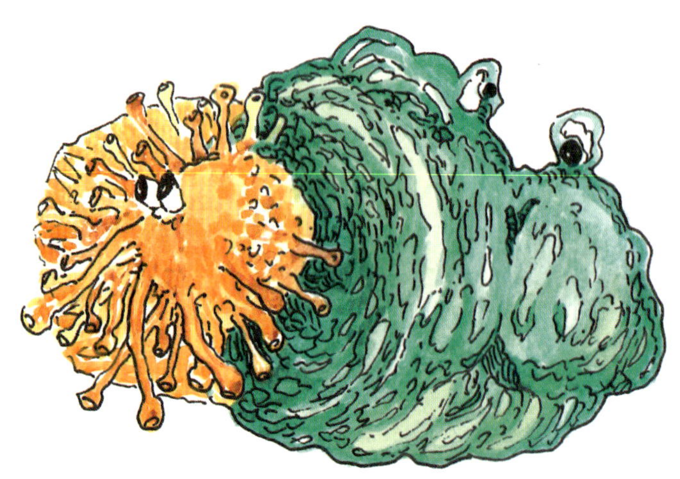

目前的研究认为，病毒的寄生具有高度的专一性，人只会感染动物病毒或者是其他病菌。植物病毒不会感染人或其他动物，动物病毒也不会感染植物。

病毒按遗传物质分为单链 DNA 病毒和双链 DNA 病毒、单链 RNA 病毒和双链 RNA 病毒。DNA 病毒是个老实孩子，它的稳定性比较强，一般只能感染一种动物（个别例外），仅少数会致病；而 RNA 病毒就是个调皮的坏孩子，它变化太快，杀伤力巨大。很多著名的 RNA 病毒，如艾滋病病毒、重症急性呼吸综合征病毒、中东呼吸综合征病毒、埃博拉病毒、1918 年大流感病毒、甲型 H1N1 流感

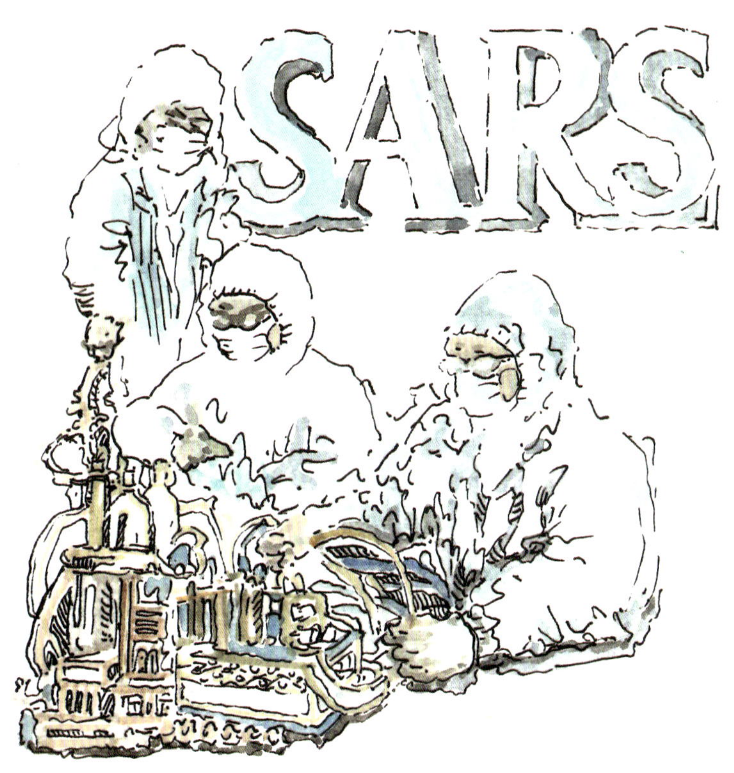

病毒、禽流感病毒、烟草花叶病毒（植物的病毒基本上为 RNA 病毒）等，都会导致宿主死亡。因此，对于由病毒引发的疫情，最好的处理办法就是隔离治疗病人和保护易感人群，阻断传播路径，疫情自然就缓慢结束了。

病毒的形态各异，有简单的螺旋形、正二十面体形、复合型结构等。国际病毒分类委员会（ICTV）在第八次报告（2005）中将病毒分为 3 个目 73 个科 289 个属 2000 多种。

有些同学还搞不清病毒与细菌的区别。简单来说，从生命的形态上看，病毒是遗传物质和蛋白质裹在一起的一个生物大分子，但是它没有细胞结构，必须依赖于细胞才能生存，要在细胞或动物体内才能完成它的生命历程。细菌大多数有完整的细胞结构，脱离宿主一般能够独立地生存（也有一些细菌的酶代谢系统并不是特别完

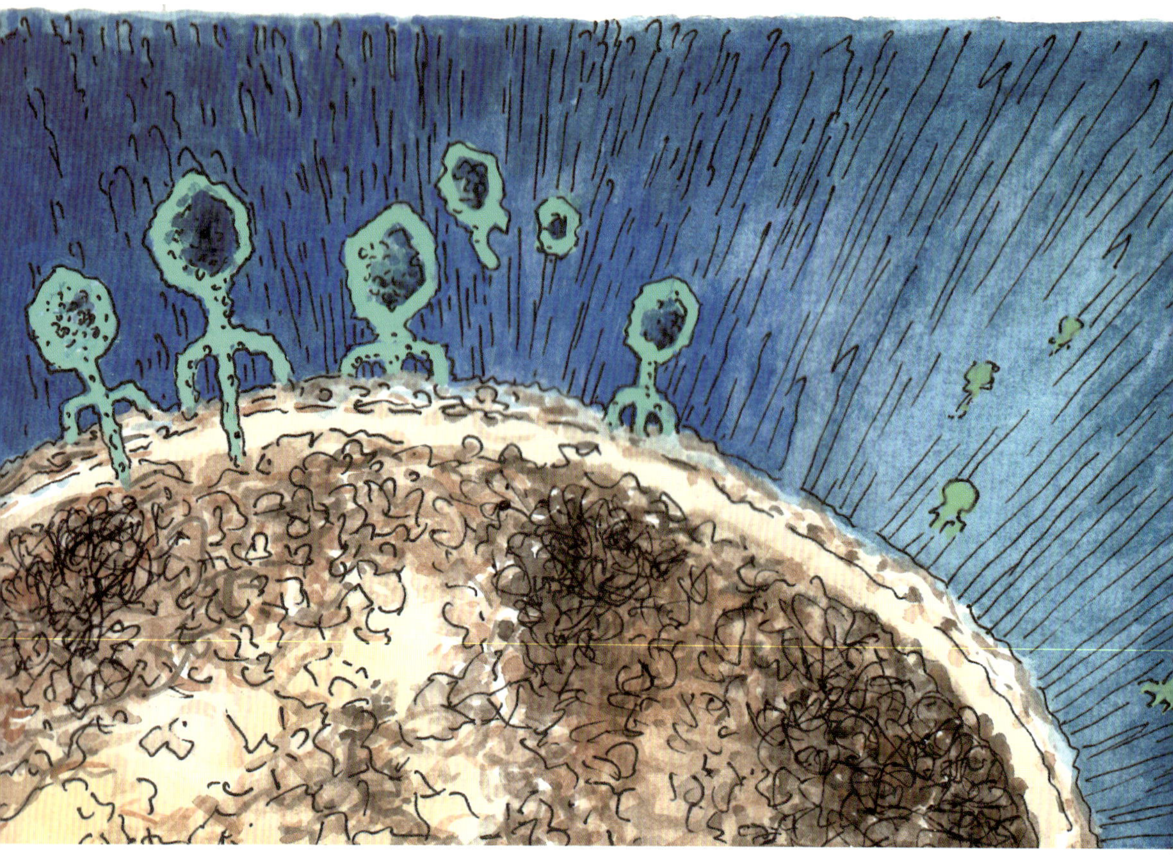

病毒比细菌小很多

整，只能寄生地生活）。从体形上看，对于病毒来说，细菌是个大块头。病毒比细菌小很多，病毒是纳米级的颗粒，小到十几纳米，大到几百纳米，需要借助电子显微镜才能观察到它。而细菌是微米级的颗粒，在普通显微镜下就能观察到。从治疗方面看，治疗病毒需要特异性的抗病毒药物，治疗细菌要用抗生素，也就是我们常说的消炎药。治疗细菌的抗生素是不能治疗病毒性疾病的，反过来也一样。

揭开病毒的神秘面纱

病毒的发现一波三折。由于病毒比细菌小太多，所以一开始科学家在研究的时候根本无法发现病毒。

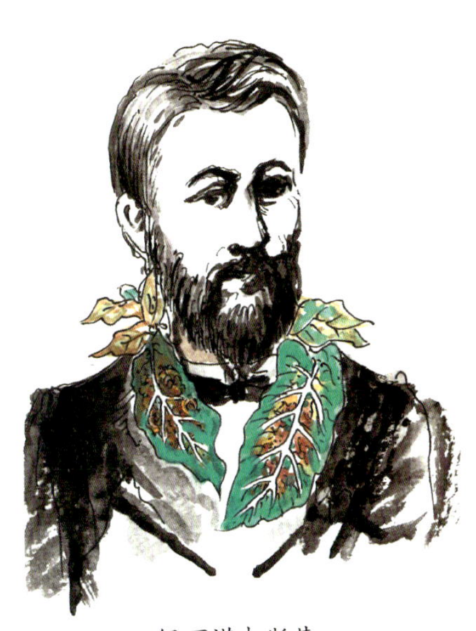

伊万诺夫斯基

1886 年，在荷兰工作的德国人阿道夫·麦尔在研究烟草花叶病的时候，发现患病烟草植株的叶片汁液会把病传染给健康烟草。当时巴斯德的细菌学说已经建立，科赫也证明很多疾病是由细菌引起的。因此，阿道夫·麦尔认为烟草花叶病也是由细菌引起的，但是他在显微镜下却没有找到细菌。1892 年，一位年轻的俄国科学家伊万诺夫斯基，通过研究花叶病的叶汁，认为存在一种比以前所知的任何一种细菌都小的病原体。他将患花叶病的烟草榨出汁液，用能将细菌滤掉的过滤器进行过滤，再用过滤后的汁液去感染正常的烟叶，结果发现正常的烟叶还能患病。这表明烟草花叶病是由比细菌还小的病原体引起的，他把这种病原体叫作“滤过性病毒”。伊万诺夫斯基是世界上第一位发现病毒的人，被后人誉为“病毒学之父”。

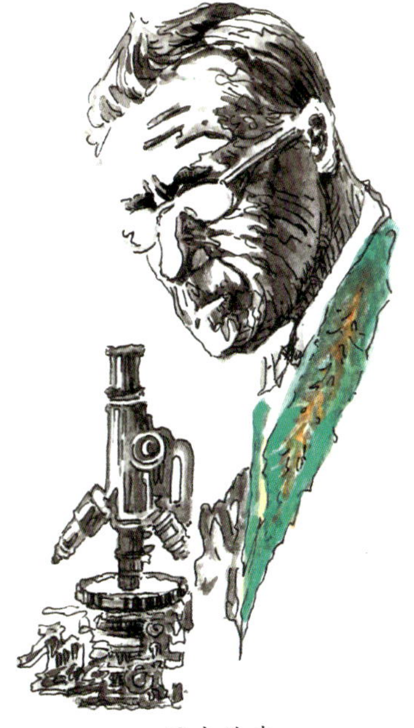

贝杰林克

1898 年，荷兰科学家贝杰林克重复了伊万诺夫斯基的实验，他从患花叶病的烟草叶中挤出汁液，并使之通过张伯伦滤菌器，结果表明滤液仍有侵染性。贝杰林克因此认为这种侵染性物质要比通常的细菌小。贝杰林克用“病毒 (virus)”来命名这种史无前例的小病原体，贝杰林克被认为是病毒学的开创者。伊万诺夫斯基和贝杰林克通过他们创造性的工作发现了烟草花叶病毒，从而开创了病毒学独立发展的历程。

自病毒发现起直到 20 世纪 30 年代初，相继发现了近百种病毒病害，包括流感、脊髓灰质炎、脑炎、狂犬病、兔黏液瘤、马铃薯花叶病、卷叶病、条斑病、黄瓜花叶病、小麦花叶病等。科学家还从解决病害出发，在机体水平上研究了病毒感染的症状、传播途径、传播介体以及病毒的繁殖特征等。

20 世纪 30 年代，随着电子显微镜的诞生，病毒学研究进入到一个新的阶段，科学家终于揭开了病毒的神秘面纱。1935 年，美国生物化学家和病毒学家斯坦利发现烟草花叶病毒大部分由蛋白质所组成，并得到病毒晶体。随后，他将病毒成功地分离为蛋白质部分和 RNA 部分。斯坦利的发现不仅引导人们从分子水平去认识病毒的本质，而且为分子病毒学和分子生物学的诞生奠定了基础。鉴于斯坦利的突出贡献，1946 年他被授予诺贝尔奖，这是病毒学领域第一个获此殊荣的科学家。

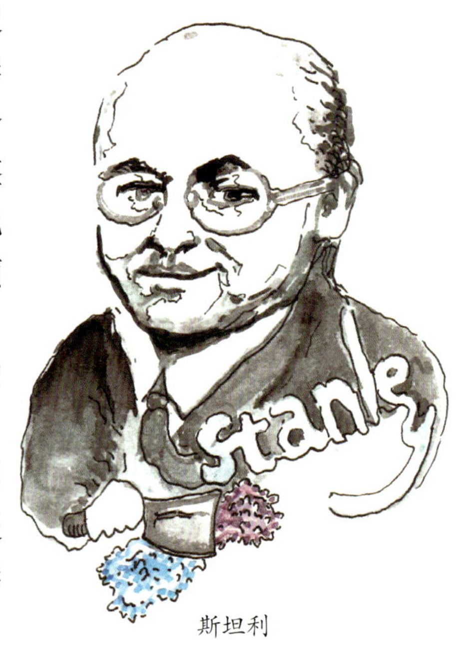

斯坦利

20 世纪下半叶是发现病毒的黄金时代，大多数能够感染动物、植物或细菌的病毒在这数十年间陆续被发现。1957 年，马动脉炎病毒和导致牛病毒性腹泻的病毒（一种瘟病毒）被发现；1963 年，巴鲁克·塞缪尔·布隆伯格发现了乙型肝炎病毒；1965 年，霍华德·马丁·特明发现并描述了第一种反转录病毒。这类病毒是将 RNA 反转录为 DNA 的关键酶，反转录酶在 1970 年由霍华德·马丁·特明和戴维·巴尔狄摩分别独立鉴定出来。1983 年，法国巴斯德研究院的吕克·蒙塔尼和他的同事首次分离得到一种反转录病毒，也就是现在世人皆知的艾滋病病毒（HIV）。他们因此获得 2008 年的诺贝尔生理学或医学奖。

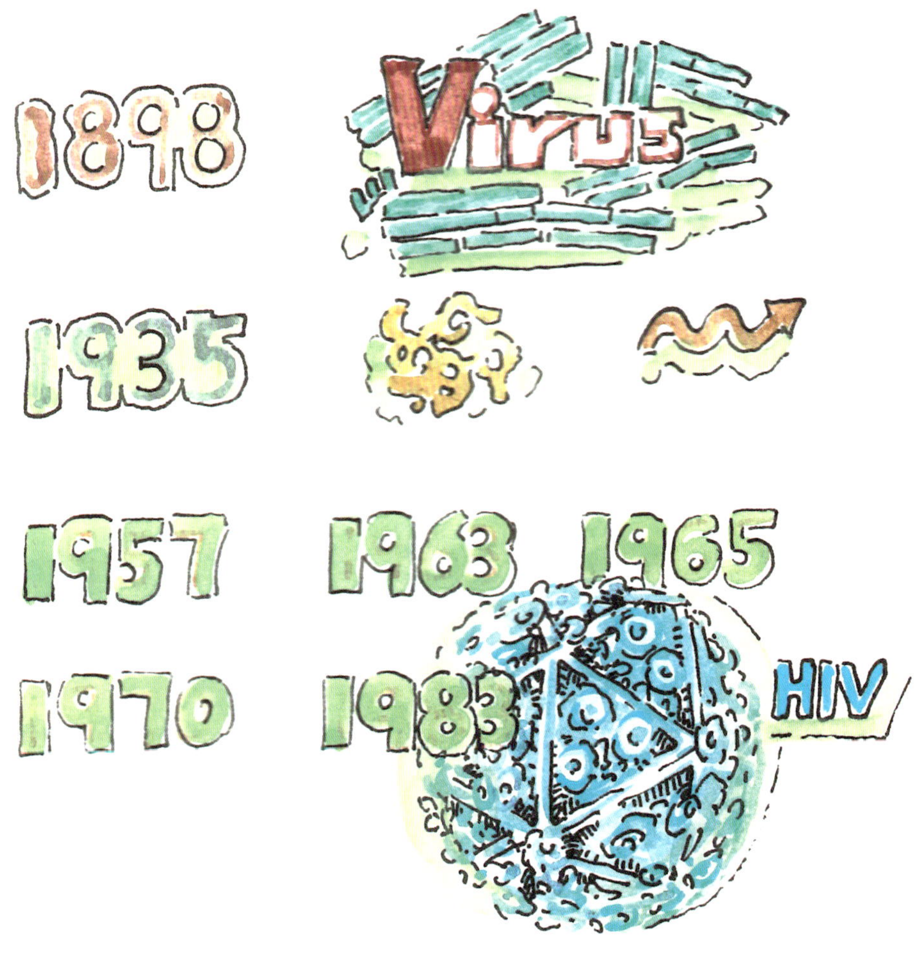

病毒发现历程

蓝色的病毒星球

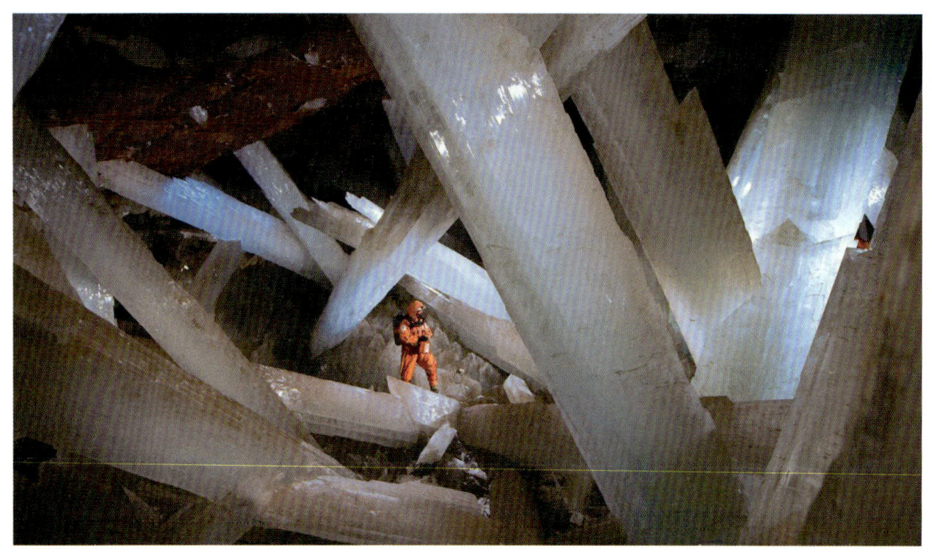

墨西哥奈卡水晶洞

同学们都看过电影《超人归来》吧！超人有一个秘密基地——水晶洞。当超人为了爱情而放弃力量时，他来到水晶洞，从水晶石里得到父母传承的知识并且重新获得了“氪星”力量。在我们的地球上，墨西哥境内就有一个巨大的令人震惊的水晶洞，洞内石膏晶体的体积让人叹为观止，其中的一些高度达到 11 米，重量达到 55 吨。它形成于 2600 万年前，一直以来都处于封闭的环境中。水晶洞穴分布在火山岩浆口附近，里面的温度超过 60℃，环境非常恶劣，大多数生命在这里都无法生存。2009 年，加拿大病毒学家柯蒂斯·萨特尔到访水晶洞。他和同事从洞穴的水洼里舀了一些水，带回实验室分析。这些千万年来与世隔绝的水放在显微镜下，大片大片的病毒展现在科学家眼前，每滴水里都有超过 2 亿个病毒。

无独有偶。2012 年，俄罗斯和美国科学家在西伯利亚东北部的

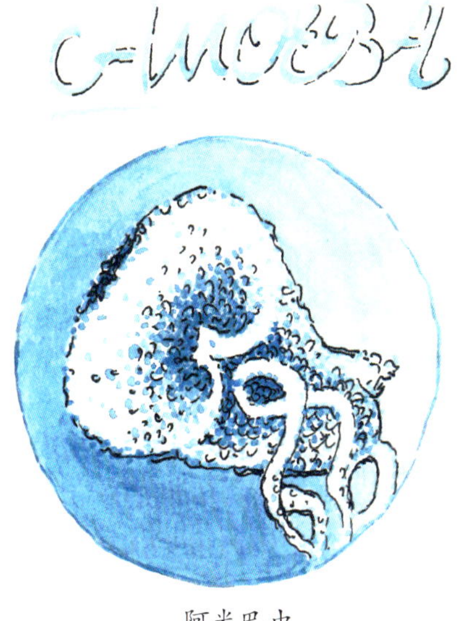
阿米巴虫

科雷马河沿岸发现了70多个远古时代的松鼠洞，这些洞位于地下20~40米，科学家们在这些松鼠洞里找到多种古植物的种子和果实。由于这个深度是与猛犸、毛犀牛等远古哺乳动物的骨骸处于相同年代的永冻层，因此科学家确定，这些种子是3万年前的植物种子。经过精心培育，科学家们让种子“回生”了，甚至还培植出整株草本植物。法国马赛大学的一对微生物学家夫妻克拉维莱和阿贝热尔受到这项研究的启示，他们也来到西伯利亚，想碰碰运气，能不能在冰层中找到远古病毒。他们采集了一些地下30~40米处的冰层样本带回实验室。在实验室里，他们使用阿米巴虫（阿米巴虫是一种单细胞原虫，近年来发现的巨型病毒都以阿米巴虫作为宿主）作为“诱饵”。如果阿米巴虫能够被感染，就说明冰层里面的病毒能够“复活”。在实验中，活的阿米巴虫被放入融化之后的冰水里，没过多久，一些阿米巴虫就出现了异常甚至死亡。

科学家在这些阿米巴虫的体内发现了一种新的巨型病毒，这种巨型病毒直径超过0.5微米，甚至在光学显微镜下就能观察到，病毒形状有点像一个开口的瓶罐，于是被命名为西伯利亚阔口罐病毒。它生存的年代正是史前人类尼安德特人灭绝之时，这个病毒在俄罗斯西伯利亚地区的冻土层中封存了3万多年。这是目前人类已

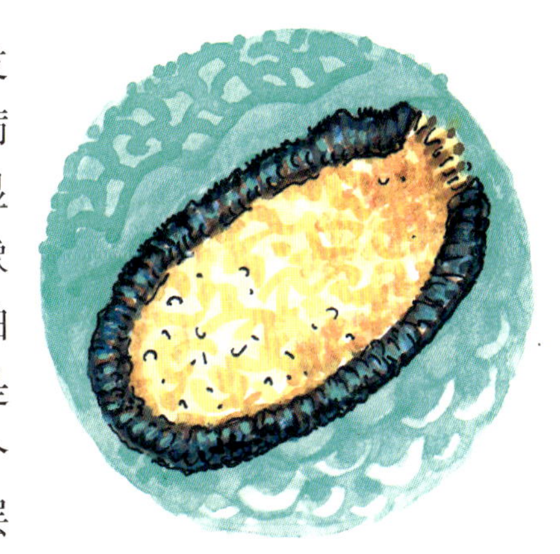
西伯利亚阔口罐病毒

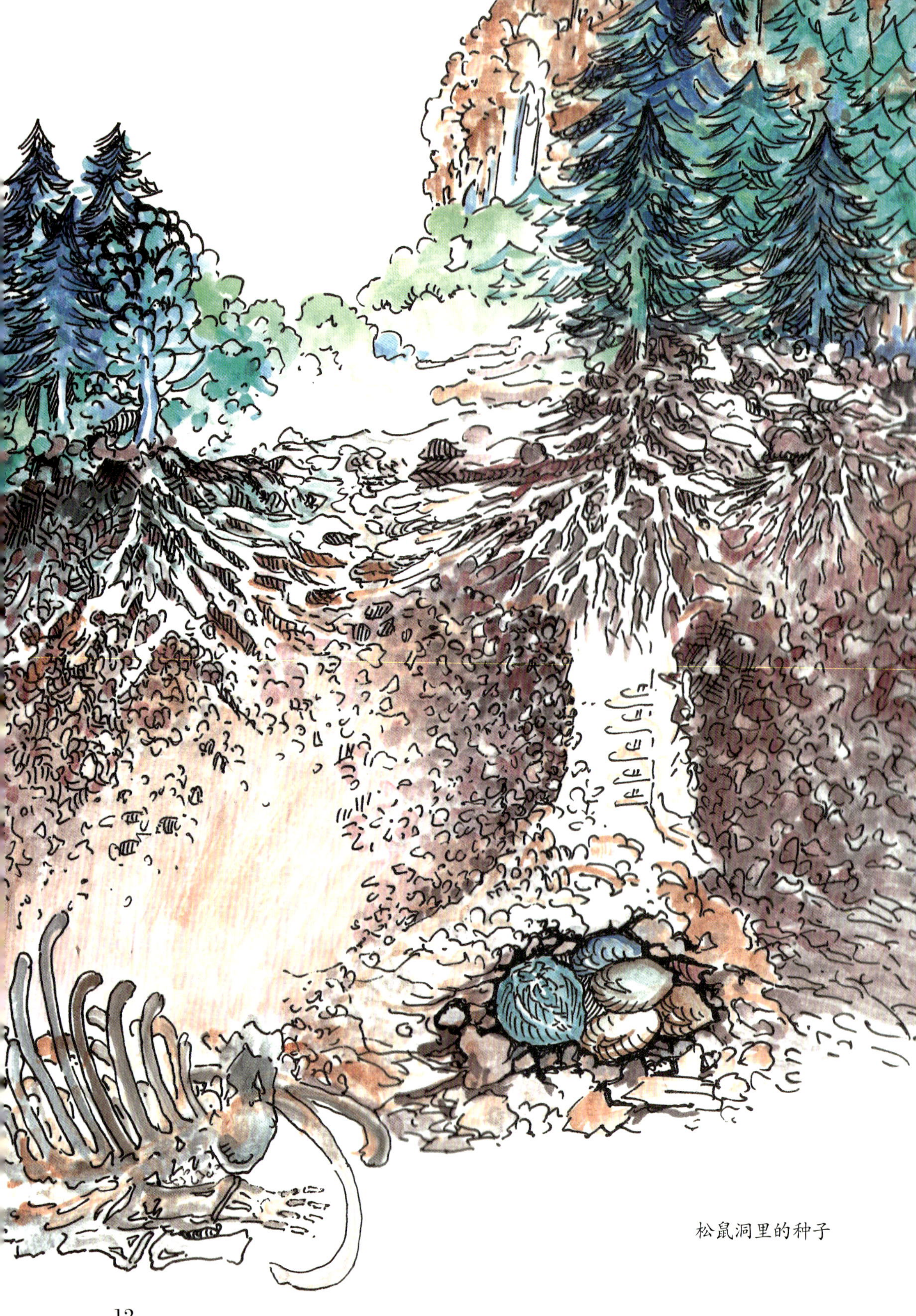

松鼠洞里的种子

知的第三种超大型病毒。

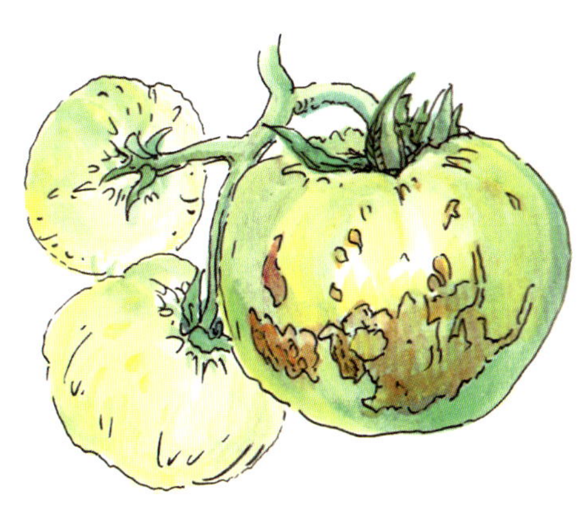

番茄花叶病毒

实际上早在 1999 年，美国的科学家就在格陵兰岛深达近 2000 米的地下冰芯样品中检测到了番茄花叶病毒。由于这种病毒很稳定，它们的基因组在冰层里埋藏了 14 万年还能够被检测到。这也是目前发现的最为古老的病毒基因组痕迹。永久冻土或者冰层是病毒天然的保存箱，无论完整的病毒粒子还是它们的基因组，都能够在其中保存相当长的时间。通过研究保存在其中的远古病毒，科学家们或许可以更进一步地探究生命起源的奥秘。不过，人们也有些担心，随着全球气候变暖，埋藏在永久冻土或者冰层中的危险病原体或者它们的基因组片段如果释放出来，对人类以及地球上的其他生命或许是一个严重的威胁。

从深深的地下，到撒哈拉沙漠，再到南极冰盖之下深藏的湖水中，新发现的病毒无处不在，数量之巨令科学家措手不及，根本来不及仔细研究。是的，我们这个蓝色的星球，就是被病毒所包围的星球。地球上的病毒即使如此之小，但全部首尾相连的话，长度也可以达到 4300 万光年，是银河系直径的 30 多倍！目前，科学家已经发现并记录了约 130 万种动物、植物以及各种微生物，但仍有 86% 的陆地生物和 91% 的海洋生物是未知的。对于病毒，人类更是知之甚少，科学家已知 263 种可传染人类的病毒，数量估计还不到整个可传染人类病毒的 0.5%。

病毒在地球生态系统中非常活跃。它们把 DNA 从一个物种搬运到另一个物种，为生物演化提供了新的遗传材料。病毒也对大量生命体的生存进行了调节，从微生物到大型哺乳动物，无一不受到它们的影响。病毒的作用不仅限于生物，它们还会影响地球的气候、土壤、海洋和淡水。放眼演化的历程，不管哪一种动物、植物或微生物，它们的演化都离不开这些微小却威力无边的病毒。

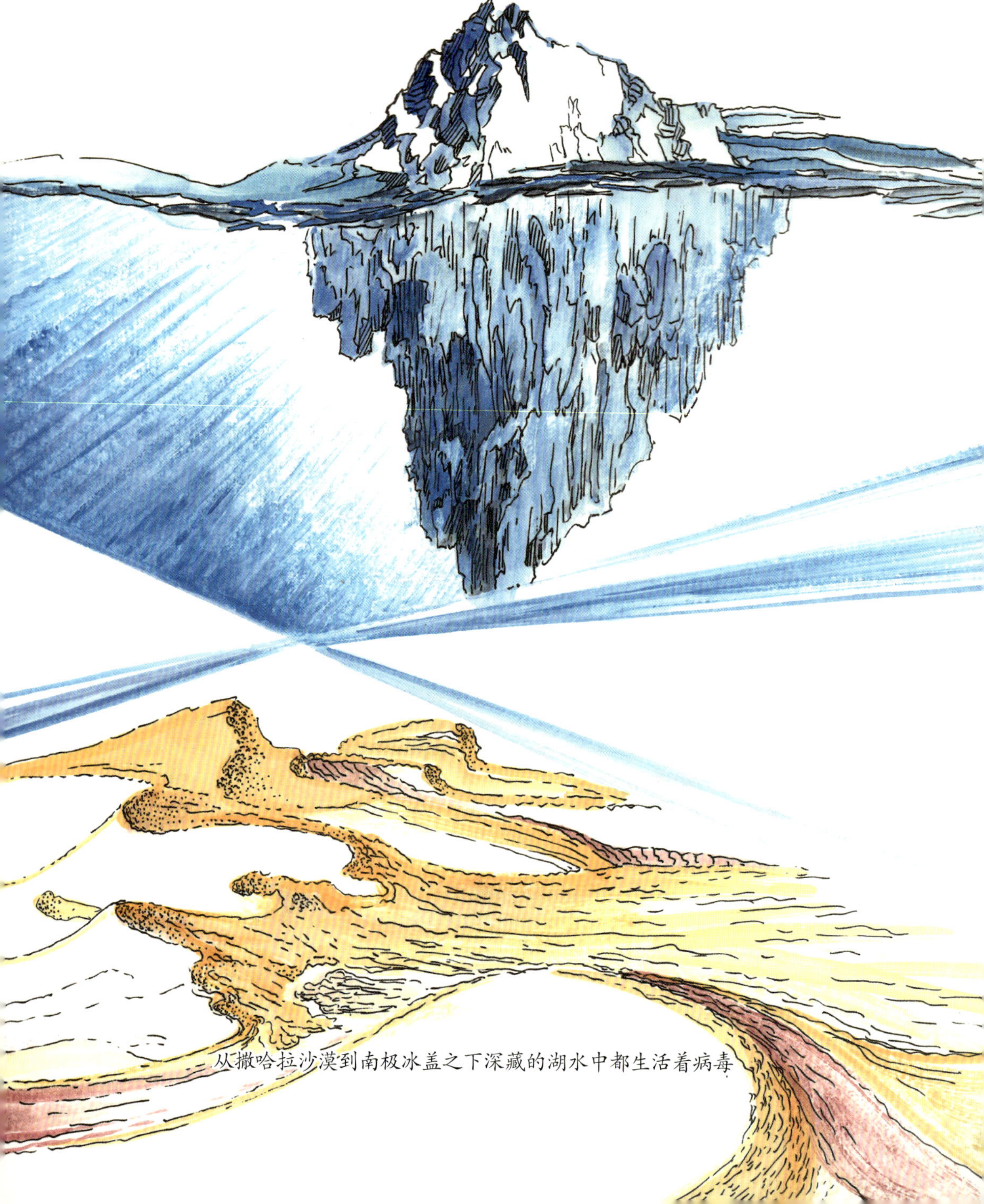

从撒哈拉沙漠到南极冰盖之下深藏的湖水中都生活着病毒

造福人类的病毒

病毒对人类的影响同样巨大。人类基因组中有高达 10 万条片段来自病毒，这些病毒基因片段占据了人类基因组的 8%。我们体内外的每个表面都被微生物——细菌、病毒、真菌和很多其他的微观生命覆盖着。据估计，我们的身体中有超过 380 万亿个病毒，这些病毒群体统称为人体病毒组（human virome）。

我们时时刻刻和病毒生活在一起，它们在带来疾病的同时也在帮助我们维系生命。一些温和的病毒，如鼻病毒，能够锻炼我们的免疫系统不对轻微的刺激产生反应，从而减少过敏反应。鼻病毒是个很有趣的家伙，它的结构非常简单，每个病毒只有 10 个基因（人类大约有 2 万个基因）。但即使是这么少的基因，也能组合出奇妙的遗传信息，帮助病毒骗过我们的免疫系统，入侵我们的身体，继而无穷无尽地复制自己，去感染更多的宿主。鼻病毒巧妙地利用鼻涕来自我扩散。人擤鼻涕的时候，病毒会借机跑到手上，通过手再蹭到门把手和其他手碰过的地方。其他人碰到这些地方，病毒就会借机沾上他们的手，再进入他们的身体。有些生物学家认为，人们感冒打喷嚏这个反应，很有可能是病毒精心设计的。它们诱使寄主难受、打喷嚏，然后自己随着唾液飞射出寄主，

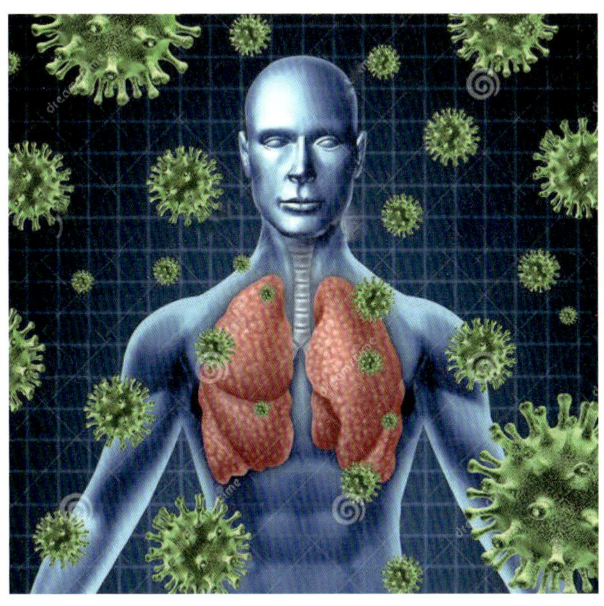

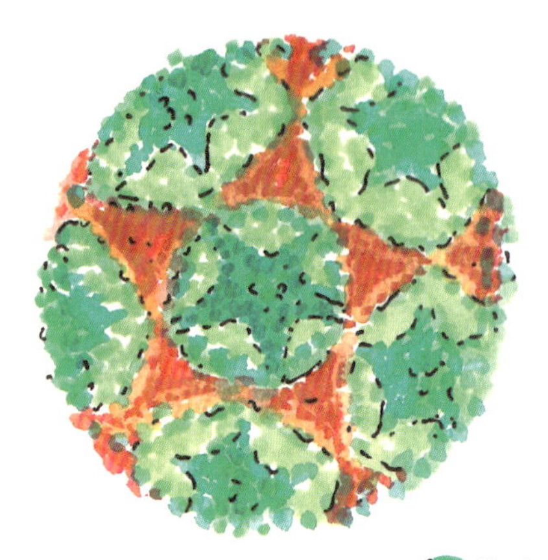

鼻病毒

这样就可以感染更多的寄主。你们看，这些微小的病毒是多么聪明啊！

在病毒的世界里，人类能够保持健康要归功于拥有一个完善的防卫系统，它不断地监视和清除来袭的病毒等病原体，如果这个系统出现问题，人就会变得弱不禁风。这个防卫系统就是免疫系统。免疫系统的进化是整个生命系统进化的重要基础，而免疫系统的进化则是在病毒等各种病原体的刺激下完成的。因此从某种意义上说，像鼻病毒这样温和的病毒，也许还算是我们的朋友。

科学家在与有害病毒作战的同时，也会让一些友好的病毒为人类服务。例如柯萨奇病毒是一类常见的经消化道感染人体的病毒，人感染后会出现发热、打喷嚏、咳嗽、感冒等症状。澳大利亚科学家最新实验发现，利用柯萨奇病毒可以精准地杀死乳腺癌的癌细胞，而不伤害人体正常细胞。新加坡科学家曾发现，植物杆状病毒“穿梭”肠胃时不会被分解，它的这一特性可以使其作为口服疫苗的载体。噬菌体是一种以细菌为宿主的细菌病毒，现在人们用它来对付那些由于滥用抗生素而产生的耐药细菌、超级细菌，这种疗法可以帮助那些抗生素治疗失败的人。我国著名医学微生物学家余贺曾在1958年利用噬菌体成功地防治了绿脓杆菌对烧伤病人的感染，成为我国微生物界的一段佳话。2015年年底，美国加州大学圣地亚哥医学院教授托马斯·帕特森在埃及游览时，被一种臭名昭著的超级细菌——鲍曼不动杆菌感染。人一旦被鲍曼不动杆菌感染，治愈的概率微乎其微。托马斯·帕特森体内的鲍曼不动杆菌对所有抗生素都已产生了耐药性。在走投无路的情况下，他接受了风险极大的噬菌体治疗，最终被治愈。他是北美第一个采用静脉注射噬菌体的方法治疗全身性感染的人。

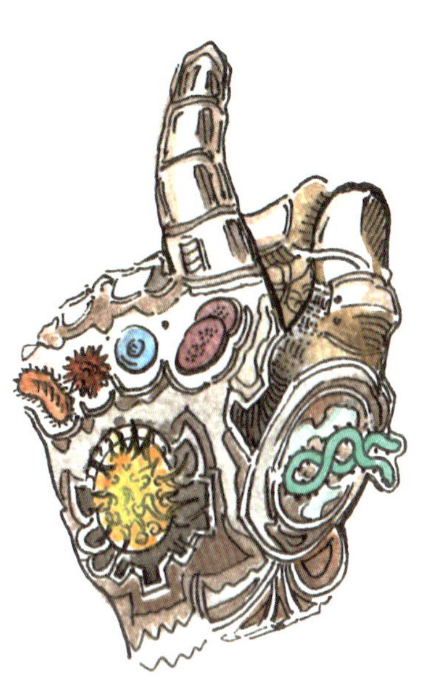

病毒在农业生产中也得到广泛运用。科学家利用生物病毒大面积防治松毛虫、棉铃虫、玉米蝗虫等害虫，不仅安全有效，而且减少了环境污染。病毒不仅可在害虫毫不知情的情况下“毒死”它，而且这种生物杀虫剂对人无害。病毒还可以作为遗传学研究的主要材料，用于转基因研究。在基因工程中，病毒可以成为运输工具，装载不同的基因片段进入受体细胞。目前，已有很多利用病毒造福人类的技术。也许在未来，人类想要变得更健康、更强大，只要适当地感染一下病毒就行了。

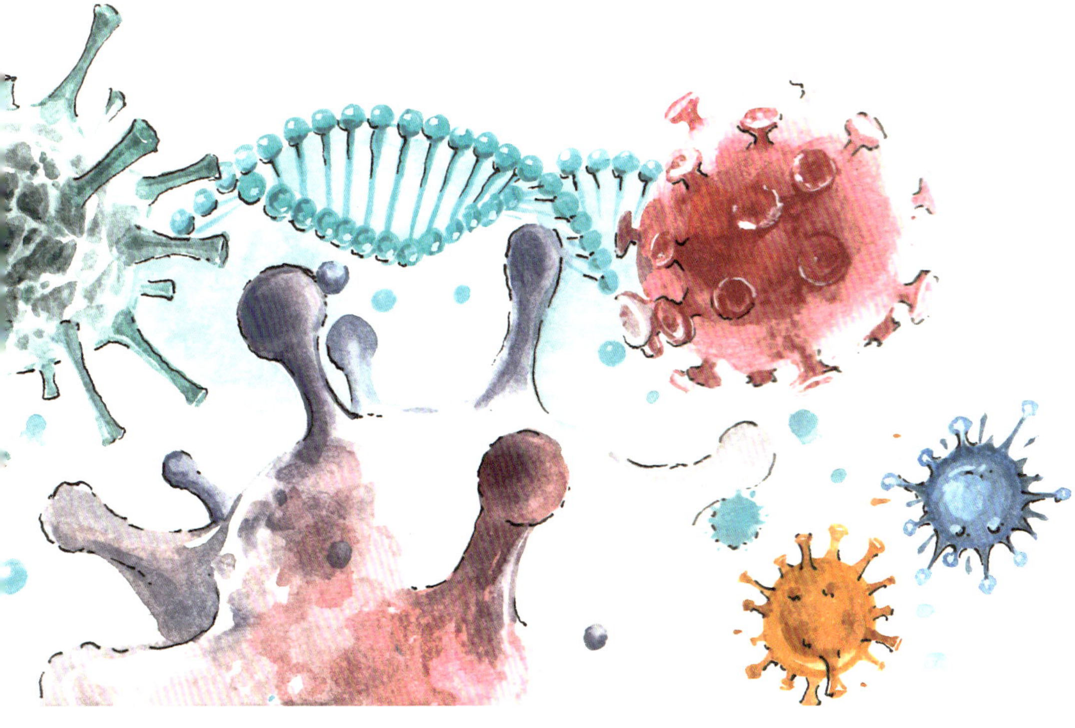

第二章　形形色色的病毒军团

病毒的世界太庞大了，其中绝大部分与人类相安无事。但是总有那么一些不安分守己的病毒，时时刻刻不忘攻击人类，比如现在大家都知道的新型冠状病毒。下面让我们来认识一下这些病毒军团的成员们吧！

戴着王冠的病毒

冠状病毒科拉丁文名 Coronaviridae，简称 CoV。它是一大类病毒的总称，在电子显微镜下可以观察到它们的表面有类似日冕状突起，看起来像王冠一样。根据其形状，国际病毒命名委员会在 1975 年正

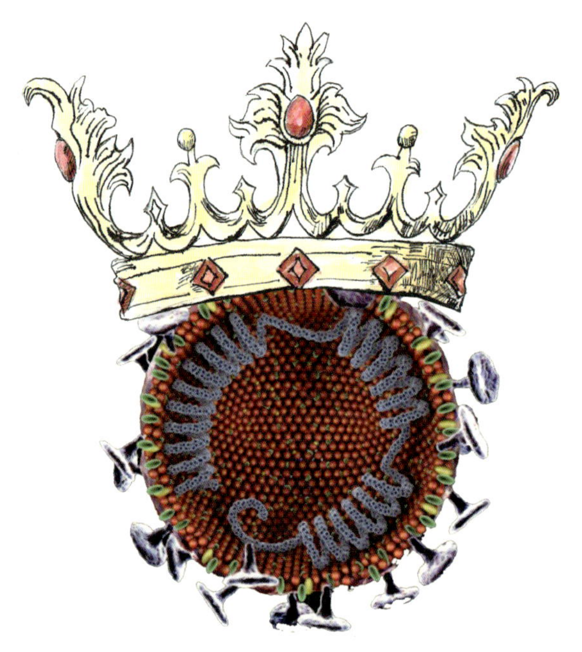

式命名为冠状病毒科。冠状病毒直径 60 ~ 220 纳米，是自然界广泛存在的一大类病毒。迄今，科学家发现了约 15 种不同的冠状病毒，其中有 7 种可以感染人类。这 7 种冠状病毒中有 3 种会引起严重的呼吸系统疾病，它们是重症急性呼吸综合征病毒（SARS–CoV）、中东呼吸综合征冠状病毒（MERS–CoV）和新型冠状病毒（SARS–CoV–2）。其他 4 种冠状病毒在人群中较为常见，一般仅会引发感冒、上呼吸道感染和其他较轻病症。

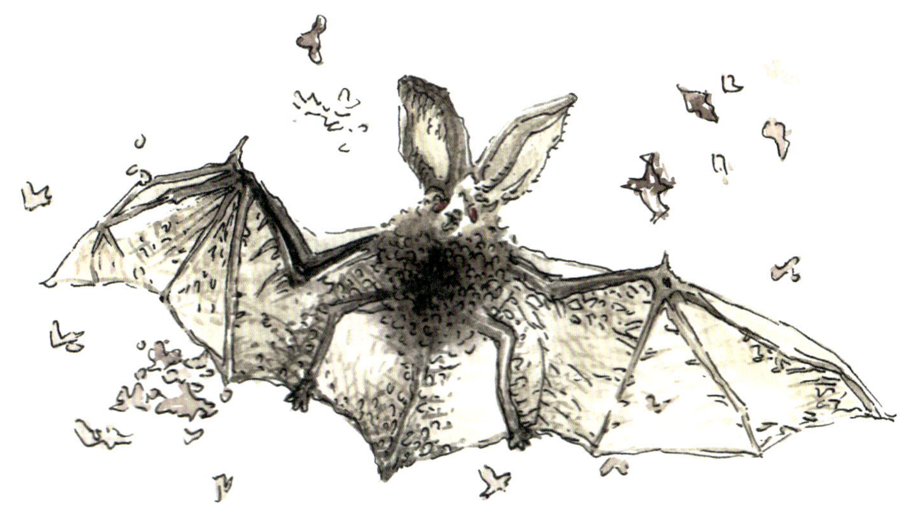

蝙蝠和鸟类是冠状病毒的最佳宿主

冠状病毒的源头最早可追溯到公元前 8000 年左右。早期的认知是，非冷血飞行动物，如蝙蝠和鸟类是冠状病毒最佳宿主。1937 年，冠状病毒首次从一种鸟类传染性支气管炎病毒中分离出来，这种病毒能够严重破坏家禽种群。在过去的 80 多年里，科学家们发现冠状病毒可以感染小鼠、大鼠、狗、猫、火鸡、马、猪和牛等。20 世纪 60 年代，人类冠状病毒在首次在普通感冒患者的鼻腔中被发现。

捉拿冠状病毒

鼻病毒是20世纪50年代被发现的。尽管人们发现多种鼻病毒与感冒有关，但是只有大约50%的感冒由鼻病毒引起。这引起了研究人员的兴趣和关注，他们想要弄清，除了鼻病毒外，还有什么病原微生物引起了人的呼吸道感染。

1965年，科学家利用带有纤毛的人胚气管培养方法，从普通感冒病人鼻洗液中分离出一株病毒，命名为B814病毒。后来，科学家又用人胚肾细胞分离到类似病毒，代表株命名为HCoV–229E病毒。这是影响人类的冠状病毒中的老大。

1967年，科学家同样以人胚气管培养方法从感冒病人鼻腔中分离到另一批病毒，其代表株是HCoV–OC43。这就是"冠老二"了。不过，也有研究认为，HCoV–OC43与动物的最近共同祖先可以追溯到20世纪50年代。至于HCoV–OC43是来自马、猪，还是蝙蝠、鸟类，抑或是鸡，现在并不清楚。1968年，阿尔梅达等人利用电子显微镜对上述病毒进行形态学研究，发现这些病毒的包膜上有形状类似日冕的棘突，因此提出命名这类病毒为冠状病毒。

"冠老大"和"冠老二"都是在20世纪60年代发现的，它们有比较相同的特征，致病力和感染力相对温和，一般只引起轻微的呼吸道感染。而"冠老三"就不一样了，它就是中国人极为熟悉又十分痛恨，引发2003年严重急性呼吸综合征的SARS–CoV。2002年11月16日，"冠老三"首先在中国广东省佛山市顺德区出现，两个月后，世界上13个实验室的"科学侦探"共同奋战和协作，发现了真凶是SARS–CoV。世界卫生组织（WHO）于2003年4月16日宣布，SARS的病原体是SARS–CoV。

"冠老四"就是HCoV–NL63，首先在荷兰被发现。2004年12月，一对夫妇焦急不安地抱着一个7个月大的女婴到荷兰阿姆斯特

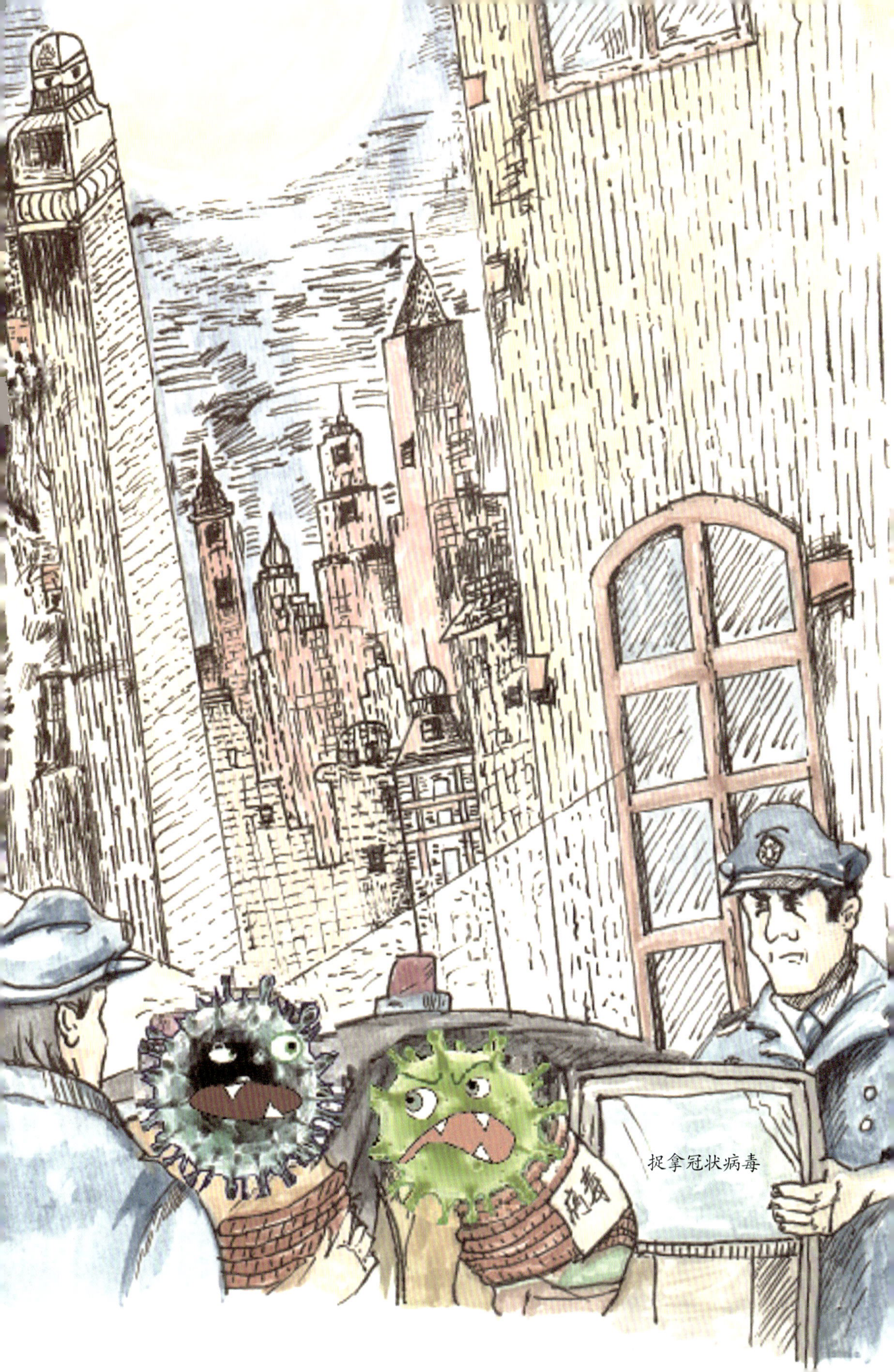
捉拿冠状病毒
病毒

丹大学医院就诊，他们的孩子脸烧得通红，咳嗽不止，被初步诊断为毛细支气管炎。但是，并不知晓是什么病原体引起的。荷兰阿姆斯特丹大学"科学侦探"范德霍克等人提取了女婴鼻部和呼吸道黏液，进行病理学调查和研究，结果在样本中发现了一种冠状病毒，命名为HCoV–NL63。这是一种持续在人类中传播的冠状病毒，或者说是一种经过基因重组后的冠状病毒。后来，在世界范围内发生了HCoV–NL63感染，该病毒主要在幼儿、老年人和免疫功能低下者的急性呼吸系统疾病患者中被发现。

"冠老五"是HCoV–HKU1。2005年1月，一名71岁的男子从深圳返回香港，身体不适，有发烧和咳嗽，之后发生急性呼吸窘迫，后入院治疗。影像学检查证实为双侧肺炎。"科学侦探"对这名男子的呼吸道提取物进行基因检测，发现了一种此前不曾见过的冠状病毒，并命名为HCoV–HKU1。不过，对于这种新型的冠状病毒，是否从SARS–CoV突变和基因重组而来，并没有确切的研究结论，只是认定HCoV–HKU1与SARS–CoV差异较大，是一种新的冠状病毒。

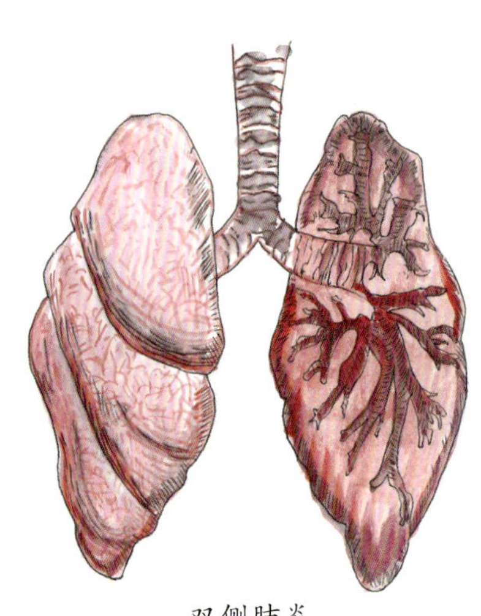
双侧肺炎

"冠老六"就是自2012年开始引发中东呼吸综合征的MERS–CoV。2012年9月在沙特阿拉伯首先发现一种由新型冠状病毒引起的急性呼吸道疾病。而且，"科学侦探"在首例死亡患者的体内分离到MERS–CoV。基因检测发现，这一病毒与从骆驼体内分离和检测到的冠状病毒基因序列相同，因此认定骆驼是MERS–CoV的中间宿主，其源头宿主据分析可能是蝙蝠。

"冠老七"是引发新型冠状病毒肺炎的元凶。2019年12月以来，湖北省武汉市部分医院陆续出现了多例不明原因肺炎患者，现已证实为2019新型冠状病毒感染引起的急性呼吸道传染病。武汉出现第一例患者后半个月，“冠老七”就由中国的“科学侦探”查明身份，缉拿归案。2020年2月11日，世界卫生组织正式将新型冠状病毒命名为COVID-19，国际病毒分类学委员会宣布这种病毒的英文名为SARS-CoV-2。新型冠状病毒是以前从未在人体中发现的冠状病毒新毒株，传播途径主要为呼吸道飞沫和接触传播。呼吸道飞沫传播是指患者打喷嚏、咳嗽、说话呼出的飞沫，近距离直接吸入导致的感染。接触传播是指飞沫沉积在物品表面，手接触污染后，再接触口腔、鼻腔、眼睛等黏膜，导致感染。新型冠状病毒潜伏期为1 ~ 14天，临床以发热、乏力、干咳为主要表现，少数患者伴有鼻塞、流涕、咽痛和腹泻等症状。

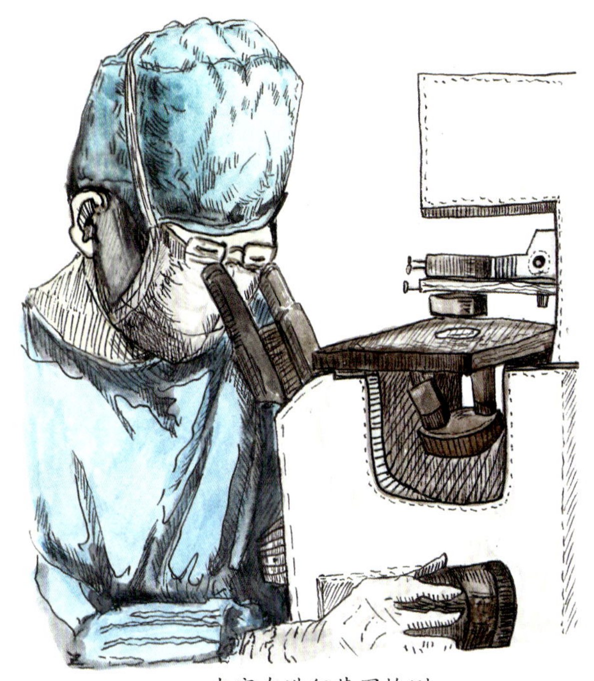

专家在进行基因检测

对人类影响最大的3种冠状病毒SARS-CoV、MERS-CoV和SARS-CoV-2究竟来自何处呢？这一直是一个谜。来自动物是比较肯定的结论，但是，来自什么动物，却有争论。一些研究结果表明，SARS病毒最先于1937年从鸡身上分离出来，但是更多的研究表明，SARS病毒最早由叶形鼻蝙蝠携带，随后传染给菊头蝠科蝙蝠，之后传染给果子狸，最后传染给人类。也就是说，蝙蝠是源头宿主，果子狸是中间宿主。MERS病毒来源争论并不大，确认为来自骆驼。

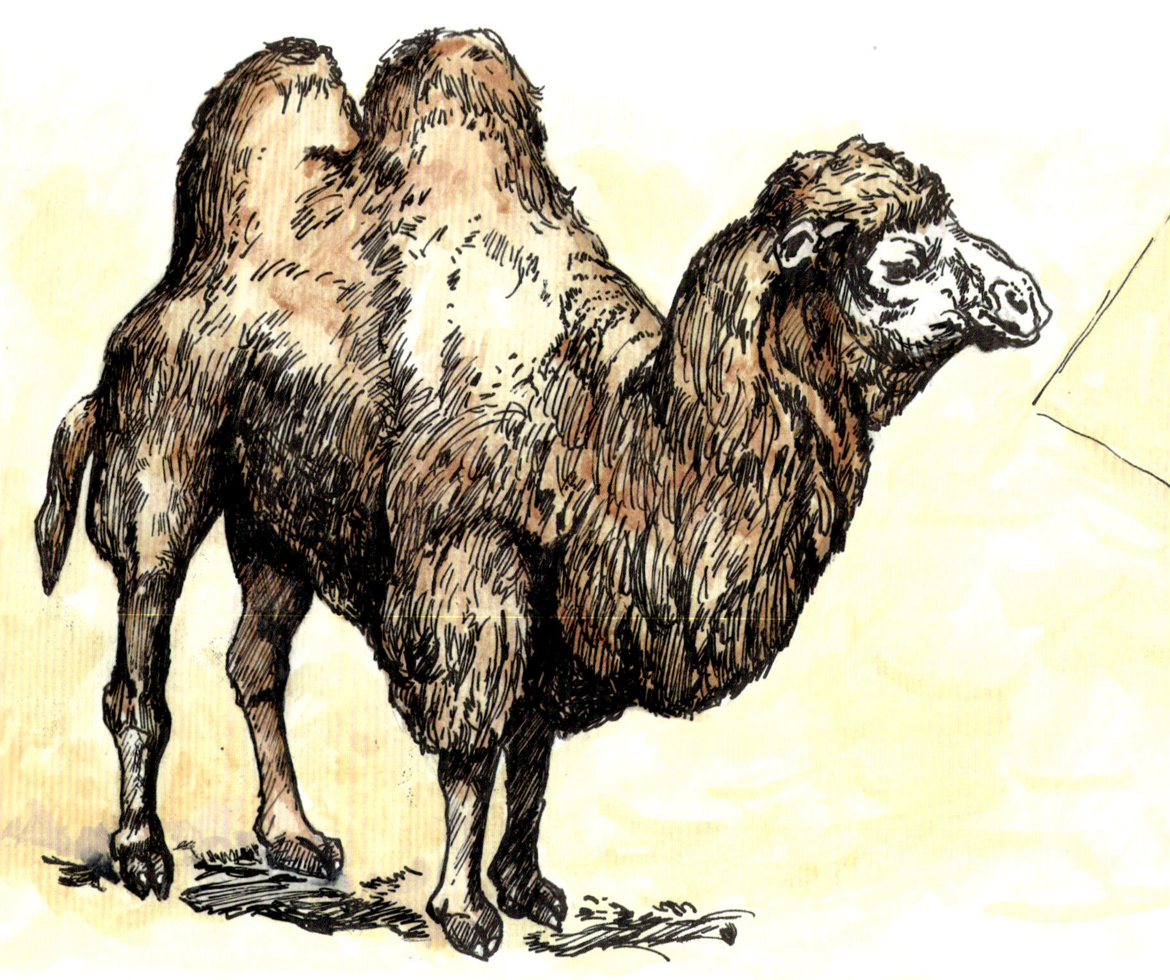

MERS 病毒来源于骆驼

德国波恩大学的德罗斯腾教授团队对一位沙特阿拉伯死亡病例的基因检测研究发现，这名患者是与骆驼接触染病的，因为从他体内分离出的冠状病毒与其农场里的骆驼存在“相同的基因序列”，但是MERS 病毒最初的源头宿主也可能是蝙蝠。SARS-CoV-2 的来源现在争议更大，有多种说法，分别指向蝙蝠、蛇、水貂、穿山甲等。但是，究竟谁是源头宿主，谁是中间宿主，还需要进一步的研究才能确认。

恐怖的病毒

相比冠状病毒，还有一些魔鬼病毒更加恐怖，人类一旦被传染就在劫难逃。

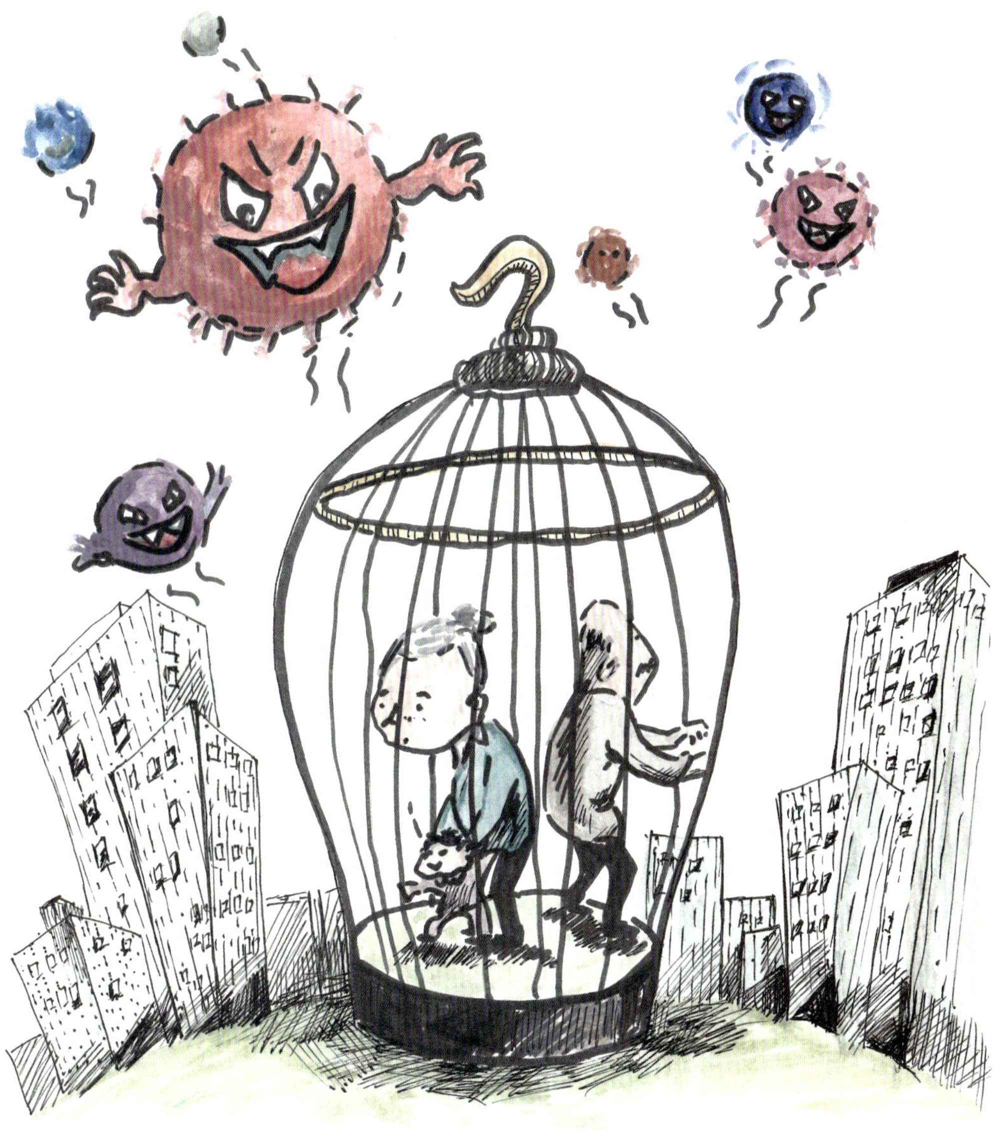

天花病毒

天花病毒（variola virus）是一种非常古老的病毒，可能早在公元前10000年就开始蔓延，曾经可以称得上病毒之王。人类进入农业时代之后，开始驯养野生动物，并和动物生活在一起，而且常常就在同一房间居住。早期在家畜身上一种相对无害的痘病毒，经过逐渐进化和适应后形成了天花病毒，危害人类。据估计，几千年来天花病毒先后夺走了约5亿人的生命，一度成为人类最害怕的疾病。直到18世纪末，英国外科医生爱德华·琴纳发现，有些得过牛痘（发生在牛身上类似于天花的一种轻微的病）的人不会感染天花病毒，牛痘能让人获得免疫力。此后人类才彻底摆脱了天花的噩梦。1979年12月，世界卫生组织正式宣布天花已被消灭，目前全世界还保留了两份天花病毒研究样本，分别存放在美国疾病预防控制中心、俄罗斯国家病毒学和生物技术研究中心。

埃博拉病毒

埃博拉病毒（Ebola virus）是一种十分罕见的病毒。1976年在苏丹南部和刚果（金）的埃博拉河地区被发现，引起医学界的广泛关注和重视，埃博拉由此而得名。这种病毒能溶解人类和灵长类动物身体里的所有组织细胞，使红细胞凝集，阻塞血管，导致出血和器官坏死，其引起的埃博拉出血热（EBHF）是当今世界上最致命的病毒性出血热，1976年在苏丹流行时，病死率为53.2%；在扎伊尔，病死率高达88.8%。被人们称为迄今致命性最强的病毒。埃博拉病毒每次暴发后就飘忽不定、踪迹难寻。尽管科学家们绞尽脑汁，做过许多探索，但埃博拉病毒的真实“身份”，至今仍为不解之谜。没有

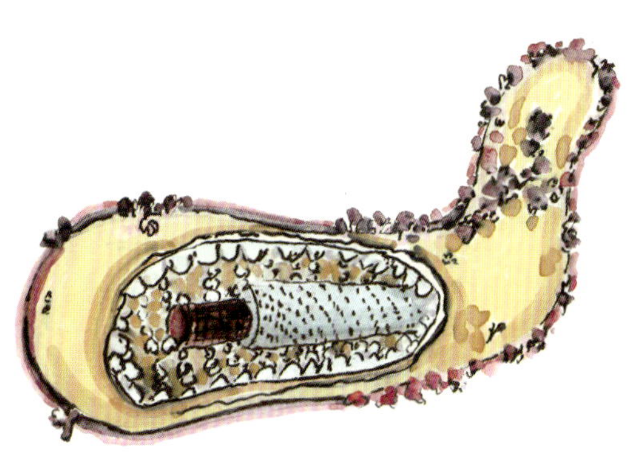

人知道埃博拉病毒在每次大暴发后潜伏在何处，也没有人知道每一次埃博拉疫情大规模暴发时，第一个受害者是从哪里感染到这种病毒的。

人类免疫缺陷病毒

人类免疫缺陷病毒（human immunodeficiency virus，HIV），即艾滋病病毒，是造成人类免疫系统缺陷的一种病毒。1981 年在中美洲首次发现。法国病毒学家蒙塔尼及其研究组于 1983 年首次分离到一种新的反转录病毒，他们将之命名为“免疫缺陷相关病毒”。与此同时，美国生物医学家加罗团队也从一些细胞株系中分离到新病毒，并将之命名为“B/H9 型人类 T4 淋巴细胞白血病病毒”。1986 年，该病毒的名称被统一为人类免疫缺陷病毒，以更好地反映病毒导致免疫缺陷而不是导致癌症的性质。多国科学家研究发现，艾滋病病毒已知的 4 种病株均来自喀麦隆的黑猩猩及大猩猩，这是人类首次完全确定艾滋病病毒毒株的所有源。病毒主要传播方式为性接触传播、血液传播、母婴传播。艾滋病病毒在全世界传播，已成为全球重大公共卫生问题。

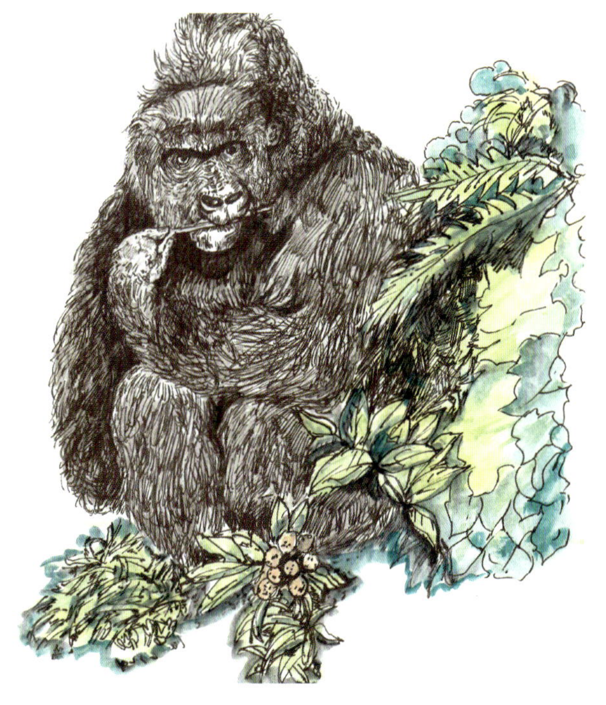

流感病毒

流感病毒分甲、乙、丙 3 种血清型。甲型会发生较剧烈的变异而导致大流行，估计每隔 10 ~ 15 年 1 次。乙型流行规模较小，丙型一般成散发流行，病情较轻。甲型流感病毒（influenza A virus）

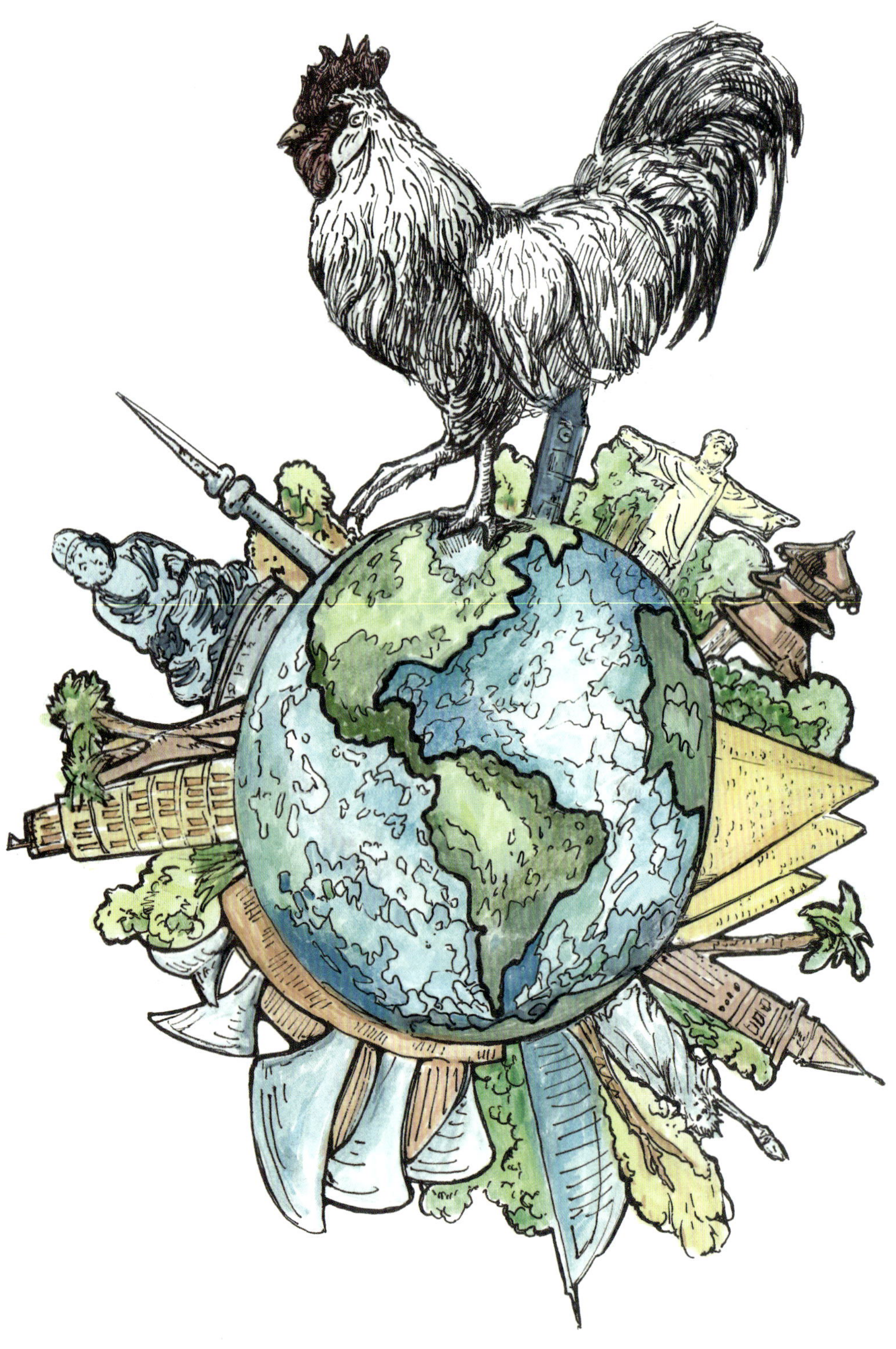

对人类危害最大。1889 年以来已出现几次由甲型流感病毒抗原变异导致的世界性大流行。如 1889 从俄国开始的大流感，当年 10 月传到西欧，一年内席卷全球。1918 起源于美国的大流感，迅速蔓延波及全球。此次大流感（也称 1918 年大流感）被称为人类历史上最大的瘟疫，造成 2000 万 ~ 5000 万人死亡，科学家认为是由 H1N1 流感病毒引起的。1957 首发于我国贵州的流感，经我国香港、东南亚和日本传播到全世界，科学家在这次流感中分离出病毒为 H2N2。H2N2 型病毒出现后，H1N1 型病毒即在人群中消失。甲型流感病毒的多个亚型被人们称为禽流感 (bird flu）。禽流感是由禽流感病毒引起的一种急性传染病，病毒基因变异后能够感染人类，感染后的症状主要表现为高热、咳嗽、流涕、肌肉疼痛等，多数伴有严重的肺炎，严重者心、肾等多种脏器功能衰竭导致死亡，病死率很高。在美国 1972~1995 年的流感研究中，23 年里有 19 年发生流感流行并造成大量死亡。在 11 次不同的流感流行中，估计每次都有 2 万例与流感有关的死亡病例，其中 6 次超过 4 万例。在这 11 次流感流行中，约 90% 以上的死亡病例是发生在 65 岁以上的老年人中。

狂犬病毒

狂犬病毒（rabies virus）为弹状病毒科狂犬病毒属。狂犬病是由狂犬病毒引起的人畜共患的传染病，传染源一般为狗、猫。人被病兽或带毒动物咬伤后传染。感染者潜伏期通常为 1~2 个月，有时甚至达 1 年至数年之久。发病后病程 5~7 日，病死率几乎为 100%。狂犬病之所以无法治疗，是因为狂犬病毒非常狡猾。一般的病毒就像个没头脑的家伙跟人体免疫系统“硬扛”。而狂犬病

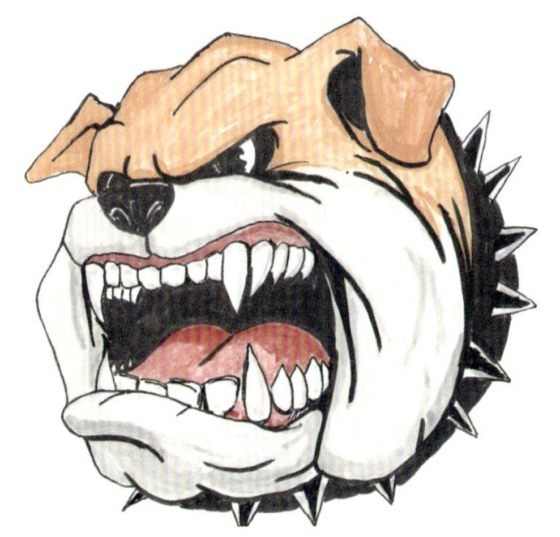

毒专门从神经系统入侵直接进攻大脑，就像玩“斩首行动”的刺客，从而能躲避免疫系统，一旦得手后立刻在大脑和脊髓大量繁殖，直接攻击人体中枢神经系统，引起喉部肌肉痉挛、吞咽动作痛苦等症状。此时，别说是喝水，就是听到水声都害怕，因此狂犬病也被称为“恐水症”。等到免疫系统发现状况不对时为时已晚。非洲和亚洲发病率较高，其狂犬病死亡人数占全球狂犬病死亡总人数的 95%。

肝炎病毒

肝炎病毒（hepatitis virus）是指引起病毒性肝炎的病原体。早在公元前人们就发现了肝炎，古希腊和古罗马一直称其为“卡他性黄疸”。直到 20 世纪初医学家才对这种病进行认真研究，1970 年，科学家终于发现了乙型肝炎病毒。尽管对甲型肝炎的研究早于乙型肝炎，但发现其病原体的时间却排到了乙型肝炎的后面（1973 年）。人类肝炎病毒目前有甲型（HAV）、乙型（HBV）、丙型（HCV）、丁型（HDV）、戊型（HEV）和庚型（HGV）等。20 世纪 90 年代，多国科学家又陆续发现了一些与已知肝炎病毒不同的新病毒，但到

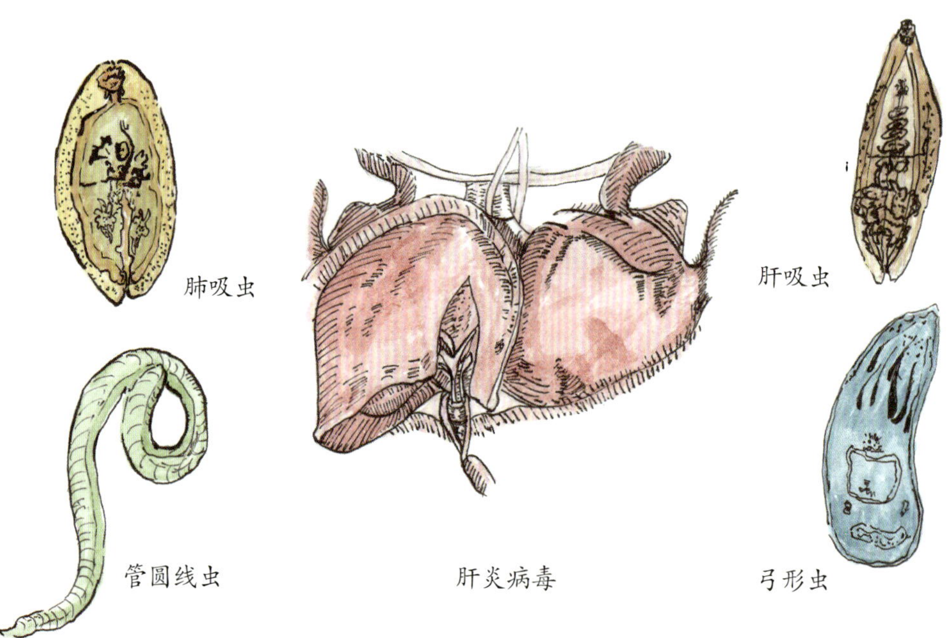

目前为止病毒尚未分离成功，致病性也不太清楚，因此至今尚未被确认。除了甲型、戊型和庚型肝炎病毒通过肠道感染外，其他类型病毒均通过密切接触、血液、母婴和注射方式传播。虽然病毒种类不同，但都足以对人类构成严重危害，其中乙型和丙型肝炎可以导致肝硬化和肝癌的发生。全世界约有 2 亿多人已感染乙型肝炎病毒，每年有 50 万 ~70 万人死于乙型肝炎病毒感染；有 1.3 亿 ~1.7 亿人为慢性丙型肝炎病毒感染，估计每年有 35 万人因与丙型肝炎相关的肝脏疾病而死亡。

登革病毒

登革病毒（dengue virus）引起登革热等疾病，发病率和死亡率很高。我国对登革热的描述可以追溯到晋朝，而西方从 16 世纪开始就有了明确的登革热病例。但是一直到第二次世界大战发生，登革热造成日本和盟军士兵的大量伤亡之后，才由日本科学家和美国科学家从患者身上分离鉴定得到导致登革热的真凶——一种被命名为登革病毒的病原体。与其他传染病不同的是，登革热不能直接从一位感染者传染给他人，而是搭乘一种叫作埃及伊蚊和白纹伊蚊的昆虫大范围肆虐。这些疾病广泛流行于热带和亚热带地区，是一种分布广、发病多、危害较大的人类传染病。控制传播媒介、防止蚊虫叮咬是防治登革病毒感染的重要措施。

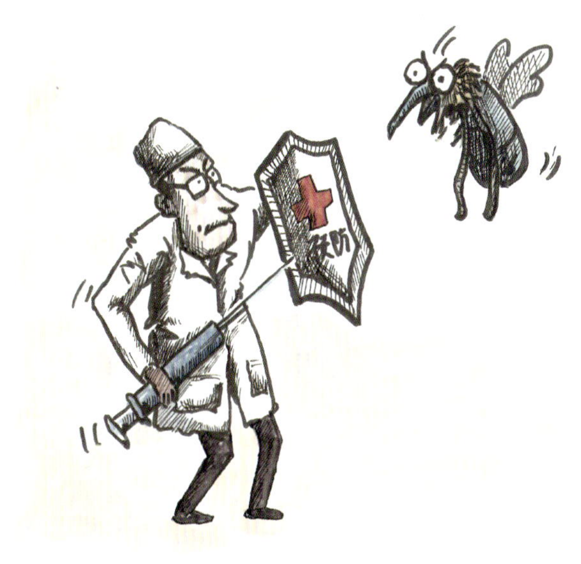

重症急性呼吸综合征病毒

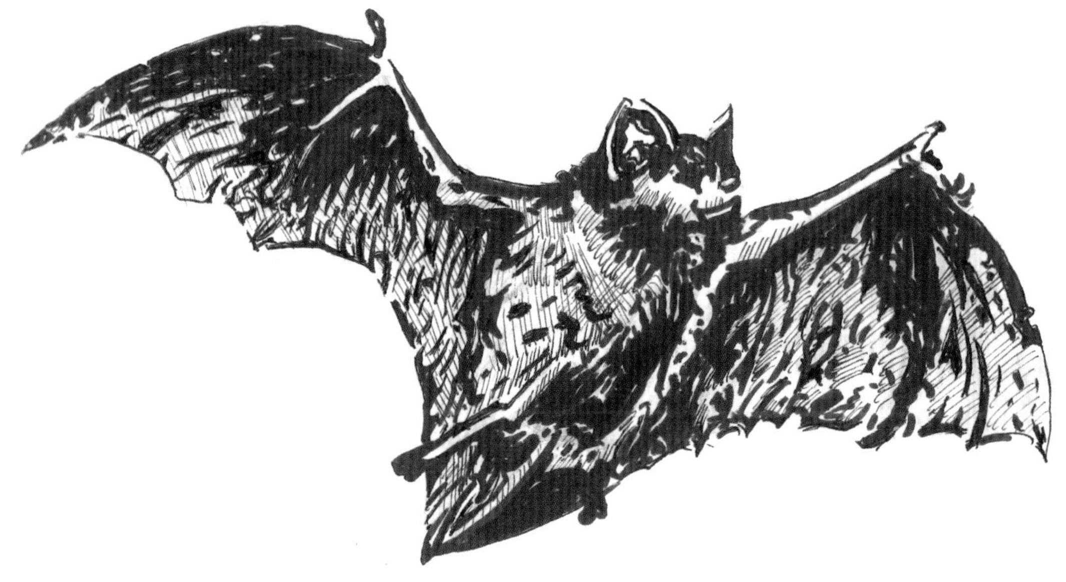

SARS 病毒源头宿主

重症急性呼吸综合征（SARS）病毒属于冠状病毒科（corona virus），是引起重症急性呼吸综合征的病原体。SARS 是一种起病急、传播快、病死率高的传染病，被传染者多数都与患者直接或间接接触。2002 年开始在中国广东发生，并扩散至东南亚乃至全球，直至 2003 年中期，疫情才被逐渐消灭。专家们从蝙蝠、猴、果子狸和蛇等数种野生动物体内检测出的病毒基因序列与 SARS 病毒基因序列完全一致。研究结果表明，SARS 病毒来自野生动物，与家畜、家禽和宠物无关。2013 年，中国科学家石正丽研究团队分离到一株与 SARS 病毒高度同源的 SARS 样冠状病毒，进一步证实中华菊头蝠是 SARS 病毒的源头，果子狸可能只是 SARS 病毒的一个中间宿主。

马尔堡病毒

马尔堡病毒（Marburg virus），又称绿猴病病毒，是一种致命性病毒，马尔堡出血热的病原体。1967 年秋天，联邦德国马尔堡、法兰克福和南斯拉夫贝尔格莱德的几所医学实验室中，同时暴发了一种严重出血热，工作人员中有 31 人发病，其中 7 人死亡，因而病毒以该地命名。经调查后发现，联邦德国一家公司从非洲乌干达进口了一种叫“非洲绿猴”的猴子，携带了病毒。马尔堡病毒和埃博拉病毒同属一科，同样源自非洲乌干达及肯尼亚一带，为人类和其他灵长类的共同疾病。马尔堡病毒可以透过体液，包括血液、排泄物、唾液及呕吐物传播，病毒最容易感染儿童，在非洲有 75% 的病例发

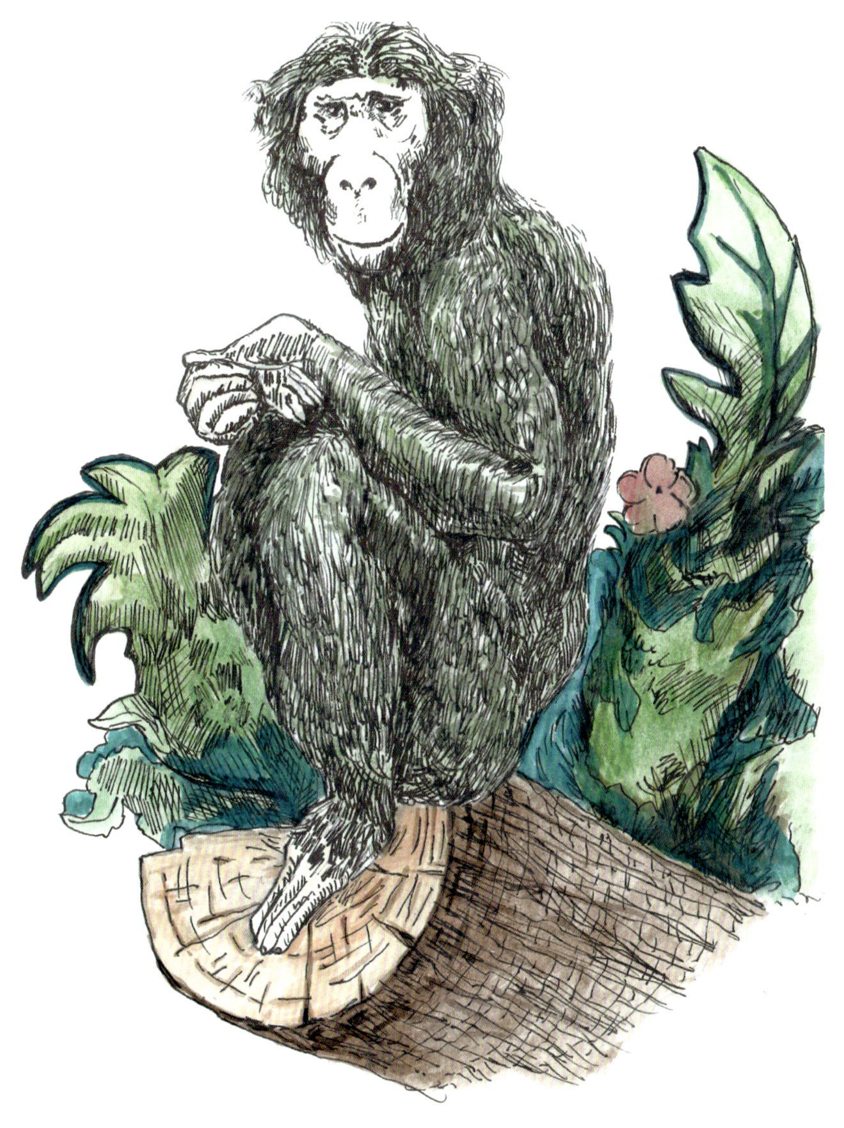

生在5岁以下儿童，成人感染者大多为与受感染儿童密切接触的亲属和医护人员。马尔堡病毒近40年来反复在非洲地区发作。对于这种传染性强、死亡率高的疾病，目前没有任何疫苗或医治的方法。患者症状为高热、腹泻、呕吐，身体各孔穴严重出血。通常病发后一周死亡，病死率为25% ~ 100%。

西尼罗病毒

西尼罗病毒（west nile virus）最初是1937年从乌干达西尼罗地区一名发热妇女血液中分离出来的，因此得名为西尼罗病毒。1950年以来该病毒一直在非洲、中东和地中海沿岸国家流行，以色列、法国、南非、阿尔及利亚、罗马尼亚、捷克、刚果、俄罗斯都有过西尼罗病毒感染的暴发。

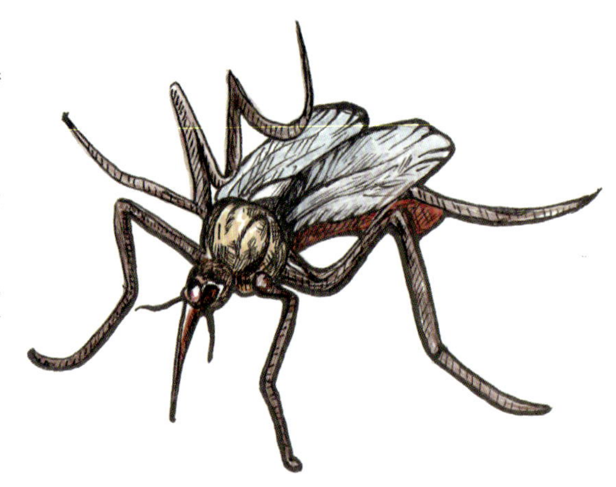

从1999年开始，西尼罗病毒传入了美国。登陆美国20多年来，西尼罗病毒每年夏季都会造成人员死亡。这种病毒严重的危害是使人和马患上致命的脑炎。该病毒通常是由鸟类携带，经蚊子传播给人类。病毒感染者主要有发烧、肌肉疼痛等类似感冒的症状，其中有少部分人会出现脑炎和脊髓炎症状。老年人和免疫力弱者易发病，病死率高。令人伤脑筋的是，对于这种年轻的病毒，无论是针对其造成的短期感染，还是长期的健康威胁，人类都还没有找到有效的药物。

奇异的巨型病毒

在病毒家族中，有一种奇异的病毒，它们体形巨大，比一般的病毒大得多，甚至只用光学显微镜就能观察到。由于这种病毒发现得很迟，科学家们对它应该划入哪种病毒类型还存在较大争议。

1992 年，研究人员在英格兰北部一座城市的水塔中发现了一种前所未见的神秘微生物，在显微镜下它们的样子十分怪异。多毛的、拥有 20 个侧面多面体的奇特形状，这些特征都表明它是一种病毒。

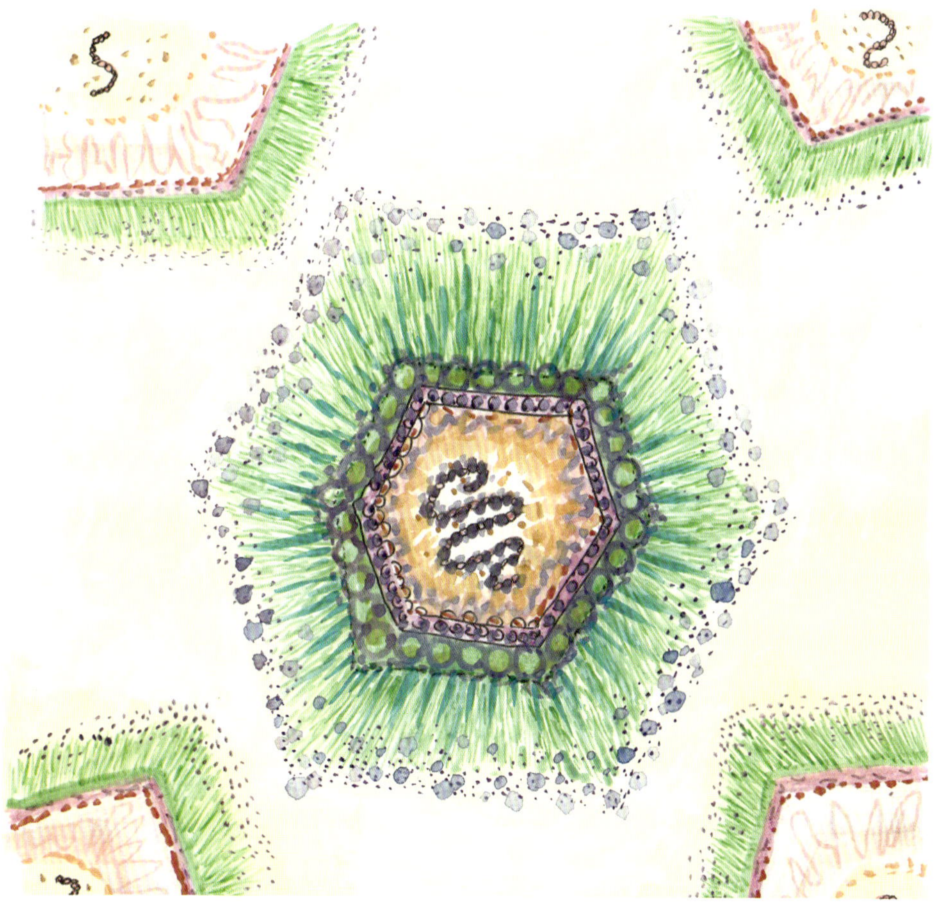

奇异的巨型病毒——米米病毒

但作为病毒来说，它的体形确实太大了。研究人员一开始差点将它归类为一种新发现的细菌，然而它的确是病毒。于是科学家将其命名为拟菌病毒，也叫米米病毒（mimivirus）。

长期以来，生物学家不愿承认病毒是一种生命形式，因为它们必须依赖于宿主才能生存。它们的基因很简单，如人类免疫缺陷病毒（HIV）只有 9 个基因。然而米米病毒颠覆了科学家的认知，它有着惊人的 1260 个基因。以色列科学家明斯基对这种病毒进行了仔细研究后又有了新的发现，其中一个发现就是它有一个五角星形的图案。原来这是由 5 个三角形结构拼接起来的门户接缝，通过这个门户在感染过程中让病毒粒子的内含物释放进入宿主。之前从没有人见过这样的结构，明斯基将它称之为“星形门户”。

2013 年，法国马赛大学的微生物学家克拉维莱和阿贝热尔夫妇在智利和澳大利亚发现了一种病毒，他们给它取名为潘多拉病毒。当直径达1微米的潘多拉病毒出现在科学家们眼前时,他们都惊呆了。潘多拉病毒的基因序列与地球上已发现的病毒大不相同，其基因组仅有 7% 与人类已知的基因同源。发现该病毒时科学家对其一无所知。潘多拉病毒到底来自哪里呢？一些激进的研究人员甚至猜测潘多拉病毒可能来源于远古时代或其他星球，比如火星，因此以“潘多拉”来命名。这对科学家夫妻还在西伯利亚地区的冻土层中发现了封存 3 万多年的超大病毒——西伯利亚阔口罐病毒 (pithovirus sibericum)，这是继拟菌病毒和潘多拉病毒之后被发现的第三个巨型病毒。

最新的发现依然不断。2019 年，法国病毒学家拉斯科拉和巴西科学家组成研究团队，在巴西一个人工湖中发现一种具有未知基因组的神秘巨型病毒，该病毒被称为 yaravirus，它是以巴西神话传说中 yara（水仙）命名的。yaravirus 病毒 90% 以上的基因之前未被发现过。

这些新发现的奇异病毒，不仅拥有引人注目的体形，还拥有更复杂的基因组，具备蛋白质合成及 DNA 复制、转录和修复功能。在已经发现的巨型病毒中，它们 50% ~ 90% 的基因都是在其他生物体中未发现过的，甚至不同种类的巨型病毒也很少有共享基因。此前人们认为病毒是相对惰性、非生命形式的，只能感染它们的宿主，但现在看来，病毒比人们预想的更加复杂。如今困扰生物学家的问题是：这些巨型病毒是从哪里来的？它们是否归属于现有的生命形态分类体系？

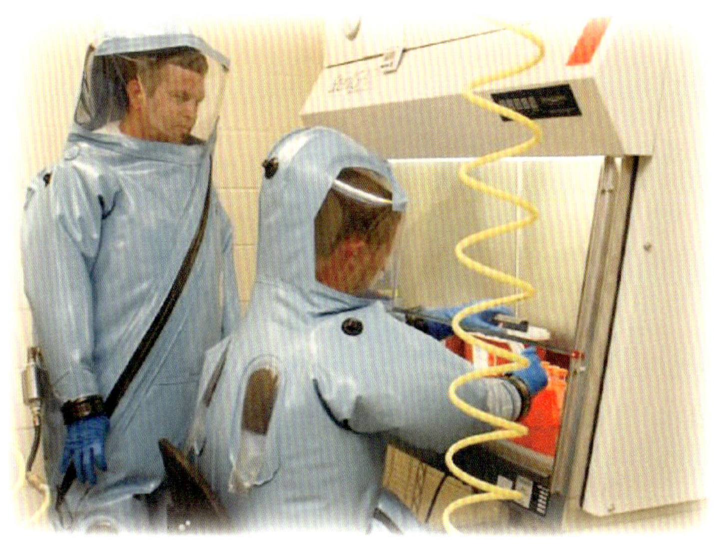

科研人员在全球生物安全最高级别实验室——生物安全四级实验室（BSL-4）工作

第三章　人类大劫难

同学们看过科幻灾难片《末日孤舰》吗？在这部电视连续剧中，一种神秘的病毒在短时间内几乎感染了整个人类，世界上绝大多数人因被病毒感染而死亡。一艘在北极圈执行任务的军舰上有两名病毒学家，他们在北极的冰层里找到了这种病毒的原始毒株，他们认为这种病毒可能是通过海鸟传给了人类。在现实生活中，病毒确实给人类带来了无数的劫难。

与病毒同行

人类有史以来就一直与病毒同行。在发现病毒之前，病毒造成的疾病就已经被人们所认知。

大约在 7000 年前，德国中部的山谷里一个 20 多岁的人去世了。这么年轻会死于什么病呢？现代强大的遗传工具研究引出了一条线索——数千年前他的肝脏感染的病毒 DNA 片段，这是迄今得到的最古老病毒。世界上最早关于病毒性疾病的记载就是狂犬病。公元前 23 世纪的古巴比伦法典里就有这样的描述："If a dog is mad and the authorities have brought the fact to the knowledge of its owner; if he does not keep it in, and it bites a man and causes his death, then the owner shall pay two ~ thirds of a mina of silver（如果一条狗疯了，王国告知其主人以下事实：如果主人不把疯狗关起来，而使之咬了人并致他

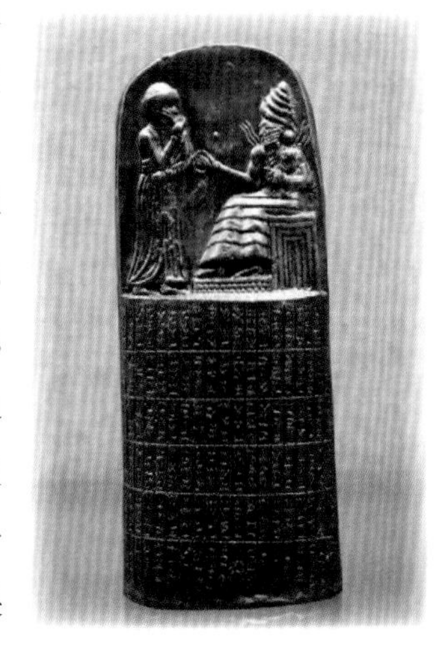

汉谟拉比法典石雕

人死亡，主人需要赔付 2/3 米拉的银子）。古希腊哲学家亚里士多德在公元前 322 年的著作《动物史》中，也准确记载了狂犬病的传播特点和危险性。在中国关于狂犬病的记载见于著名史书《左传》，其中有“襄公十七年（公元前 556 年）十一月甲午国人逐瘈狗”，记录了当时人们对狂犬病采取了有效的防范措施——驱逐疯狗。

在埃及第十八世王朝（公元前 1403~ 前 1365 年）的一块石碑上，记录着一位手扶权杖、右腿明显萎缩的神职人员形象，被认为是人类历史上对脊髓灰质炎最为古老而形象的记录。最早有记录的天花发作是在古埃及，公元前 1156 年去世的埃及法老拉美西斯五世的木乃伊上就有被疑为是天花皮疹的痕迹。许多记述表明，至少在公元前 2~3 世纪，印度和中国就存在天花。中国从公元 10 世纪宋真宗时代就有接种人痘预防天花的记载了。在明代隆庆年间（1567~1572 年），人痘预防天花推行甚广，先后传至俄国、日本、朝鲜、土耳其和英国。

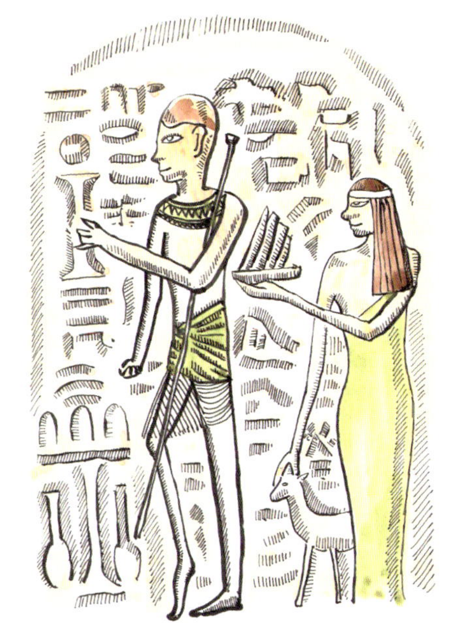

郁金香是荷兰的国花。17 世纪 30 年代，一种得病的郁金香在荷兰受到人们追捧。这种郁金香的花斑条纹比健康单色的郁金香漂亮。至今荷兰阿姆斯特丹国立博物馆还保存着一张 1619 年荷兰画师的一幅得病的郁金香静物画，这也是人类历史上第一个记载的由病毒引发的植物病——郁金香碎色病。直到 1929 年，科学家们才证明是郁金香碎色病蚜虫传染的。

在人类历史上暴发过多次由于病毒和细菌造成的灾难性疫情，可谓人类的大劫难。

影响战争的雅典大瘟疫

公元前 430~ 前 427 年，席卷整个雅典的瘟疫直接导致了近 1/4 的居民死亡。这场瘟疫是人类历史上记载较详尽的最早的一次重大疫情。瘟疫暴发之时，正值古希腊最大规模的内战。为了争夺希腊的控制权，公元前 431 年，古希腊最大的两个城邦——斯巴达和雅典爆发了长达 27 年的战争，史称伯罗奔尼撒战争。这场战争导致古希腊文明由盛转衰。

战争爆发的第二年即公元前 430 年，雅典城邦暴发瘟疫，并且持续大约 3 年之久。著名历史学家修昔底德对其进行了详细记录。

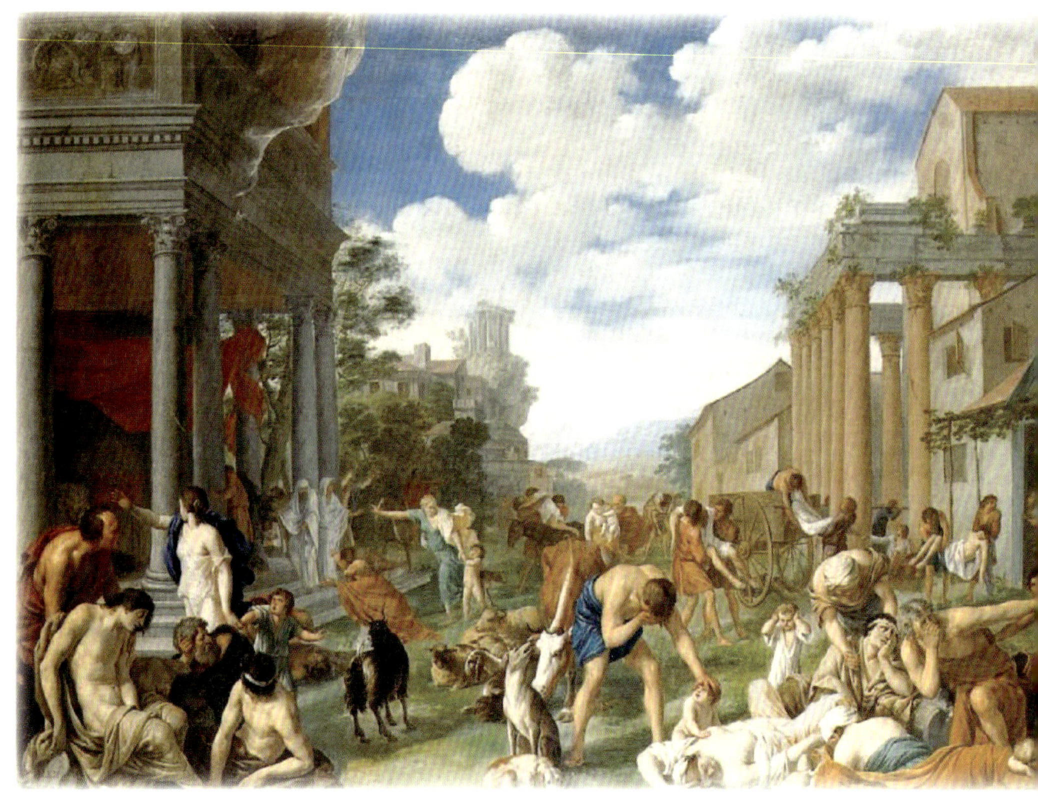

《雅典鼠疫》（米希尔·史维特斯）

病人往往从高烧等症状开始，并随病情恶化而转移到胸部。然后伴随着腹部疼痛、呕吐和痉挛，出现肠道的严重溃烂与腹泻。患者自己感到遭到火烧，以至于他们只想裸体跳入冷水中降温，这一过程又会污染公共水源。雅典人在确定此次疾病是可怕的瘟疫后，试验了各种药方，但都没有奏效，并且照顾病人的家属和医生也先后染病死亡。绝望的雅典人开始相信一切都是宿命，希望通过扩建阿波罗神殿，祈求神灵遏制瘟疫。

雅典瘟疫的结束也许得益于医学之父、马其顿王国御医希波克拉底的隔离政策。瘟疫暴发后不久，希波克拉底就冒着生命危险前往雅典探寻病因及解救方法。不久，他发现全城只有一种人没有染上瘟疫，那就是每天与火打交道的铁匠，火起到了隔绝与净化空气的作用。于是希波克拉底让雅典民众在街头燃烧带有香味的植物，杀死空气中的病菌，疫情由此得到了控制。为了纪念他的功德，雅典民众特意制作了一尊铁制塑像，铭文写道：谨以此纪念全城居民的拯救者和恩人。据历史学家的估计，当时雅典总人口的 1/3 都在瘟疫中丧生了，包括雅典“黄金时代”的缔造者——执政官伯利克里，这直接影响到当时的伯罗奔尼撒战争。公元前 404 年，雅典向斯巴达投降。后世学者对这次疾病的说法不一，但都没有能让所有人信服的结论。

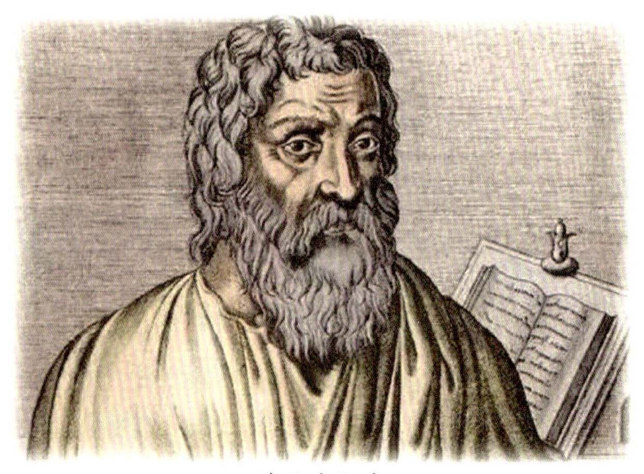

希波克拉底

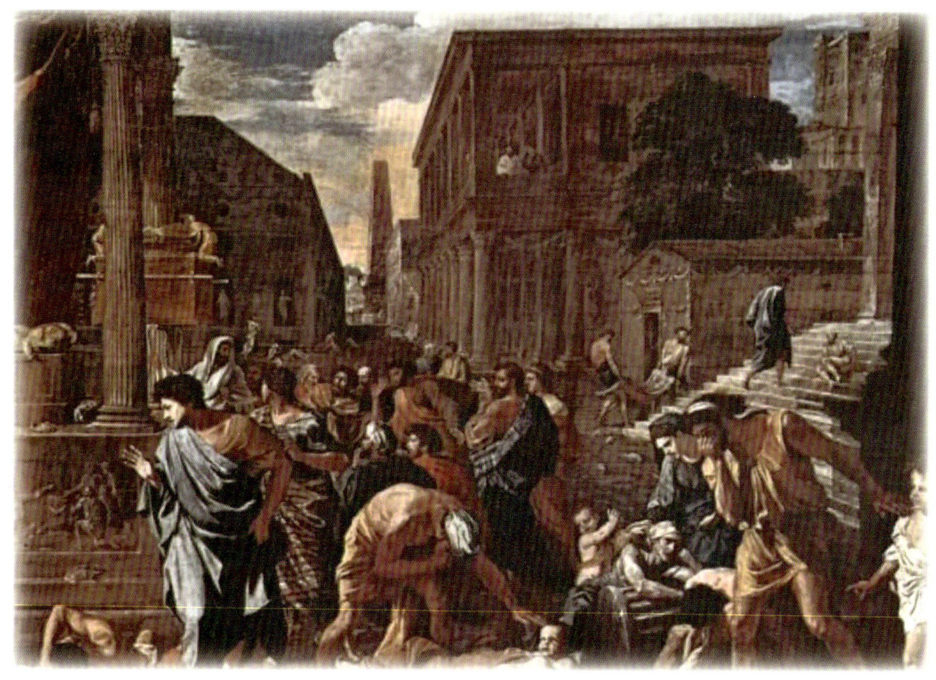

《阿什杜德的瘟疫》（尼古拉斯·普桑）

摧毁罗马的安东尼瘟疫

公元2世纪中期，统治欧洲的罗马帝国突然暴发了大规模瘟疫，因为此时正值安东尼王朝统治时期，故而史称安东尼瘟疫。

公元164年，古罗马帝国派遣军队镇压叙利亚叛乱，成功凯旋时，也将瘟疫和战利品一起带回了罗马城，大军所经之处，瘟疫扩散到全国。在其后两年中，这一疾病局限在东方。但到了166年就传到罗马，随后波及其他许多地区，死亡人数众多，以致从罗马城和其他城市中不断运出一车车尸体。在君士坦丁堡，死亡人数不可计数…… 尸体只好堆在街上，整个城市散发着恶臭。据史书描述，症状为剧烈腹泻、呕吐、喉咙肿痛、高热、手脚溃烂、剧烈口渴、皮肤化脓。这场瘟疫足足肆虐了7年才趋于消停。

当大部分人认为灾难已经过去，疾病却在公元 191 年再度大规模暴发，这一次瘟疫因迦太基的基督教主教西普里安的记载而被称为西普里安瘟疫。许多村庄从此彻底消亡，大城市人口也遭遇第二次重大损失。在帝国的核心罗马城，每天就有超过 2000 人死亡。第二次瘟疫长达 15 年之久，两次瘟疫造成了大约 2500 万人死亡。瘟疫把不可一世的罗马帝国折磨得虚弱不堪、气息奄奄。随着之后北方蛮族发动一波又一波的攻击，庞大的罗马帝国很快就崩溃了，整个西方文明史都因此发生了重大的改变。关于罗马帝国时代的数次瘟疫到底是什么引起的目前说法不一，有些学者认为这一系列瘟疫是由于天花、流感或鼠疫等造成的。

打破拜占庭雄心的查士丁尼瘟疫

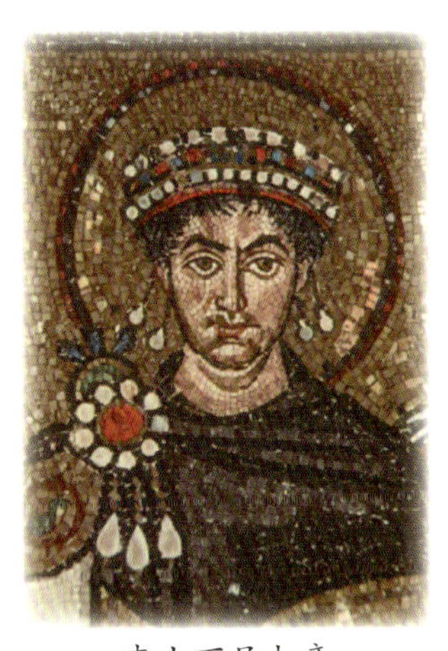

查士丁尼大帝

查士丁尼瘟疫是指公元 541~542 年地中海地区暴发的第一次大规模鼠疫，由于当时是查士丁尼一世（527~565 年在位）统治时期，后人因此称其为 查士丁尼瘟疫 。

经历多次瘟疫摧残的罗马帝国分裂为东、西两部分后，西罗马帝国亡于日耳曼蛮族之手，西欧进入黑暗时代。而东罗马帝国（亦称拜占庭帝国）则延续了下来，并自居为罗马帝国的正统继承人。查士丁尼大帝统治期间，不仅阻挡了野蛮民族在边疆的骚扰，甚至几乎恢复了昔日罗马帝国的光辉，因此后人称这段时间为拜占庭帝国的第一次黄金时代。查士丁尼于公元 533 年发动了对西地中海的征服战争。然而就在他横扫北非、征服意大利，即将重现罗马帝国辉煌的时候，一场空前规模的瘟疫却不期而至，使东罗马帝国

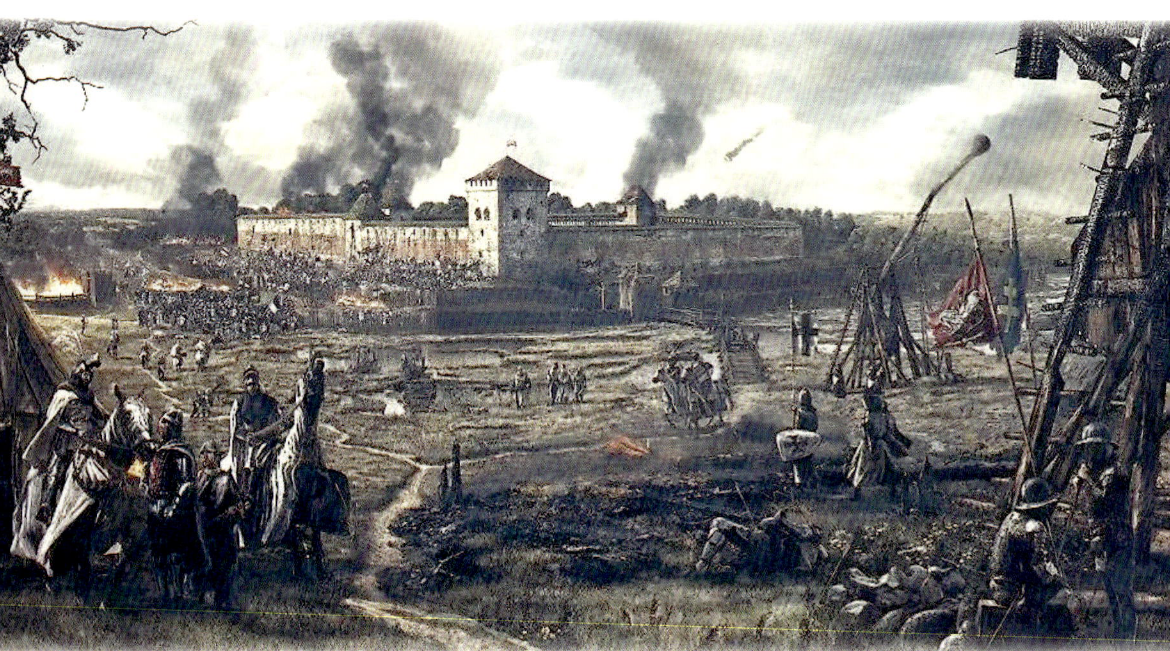

《被瘟疫侵袭的罗马城》（居勒·埃里·德洛内）

的中兴之梦变为泡影。

公元 541 年，鼠疫开始在东罗马帝国属地中的埃及暴发，接着便迅速传播到了首都君士坦丁堡及其他地区。瘟疫高峰时，在公共场所中每天超过万人死亡，死亡人数很快突破了 20 万，以至于找不到足够的埋葬地，尸体不得不堆在街上，整个城市散发着尸臭味。拜占庭帝国首都一时间成为死神横行的真正的人间地狱，君士坦丁堡 40% 的城市居民死亡。这次瘟疫引起的饥荒和内乱，对拜占庭帝国的破坏程度很深，其极高的死亡率使拜占庭帝国人口下降明显，劳动力和兵力锐减，正常生活秩序受到严重破坏，彻底粉碎了查士丁尼大帝的雄心，甚至连他自己最后也未能幸免于难。瘟疫对拜占庭帝国、地中海、欧洲的历史发展都产生了深远影响。查士丁尼瘟疫的发源地在何处，现在已很难确定。

“上帝之鞭”黑死病

14 世纪四五十年代，欧洲曾暴发了一次鼠疫，这场被称为“上帝之鞭”的瘟疫夺走了 2500 万人的生命，造成 30%~60% 欧洲人口的死亡，惨烈至极。由于人死后身体呈紫黑色，所以在很多文献中被记作黑死病。这场瘟疫对改变欧洲乃至世界的历史、文化产生了重要的影响。

黑死病应该算作最早的一次生化战。14 世纪中叶，蒙古帝国的四大汗国之一钦察汗国（1242~1502 年），发兵攻打黑海北部克里米亚半岛的城市卡法。打了 3 年，卡法城依然屹立不倒，于是在 1347 年蒙古人又从远东地区调来数万大军增援，却没想到援军带来了一

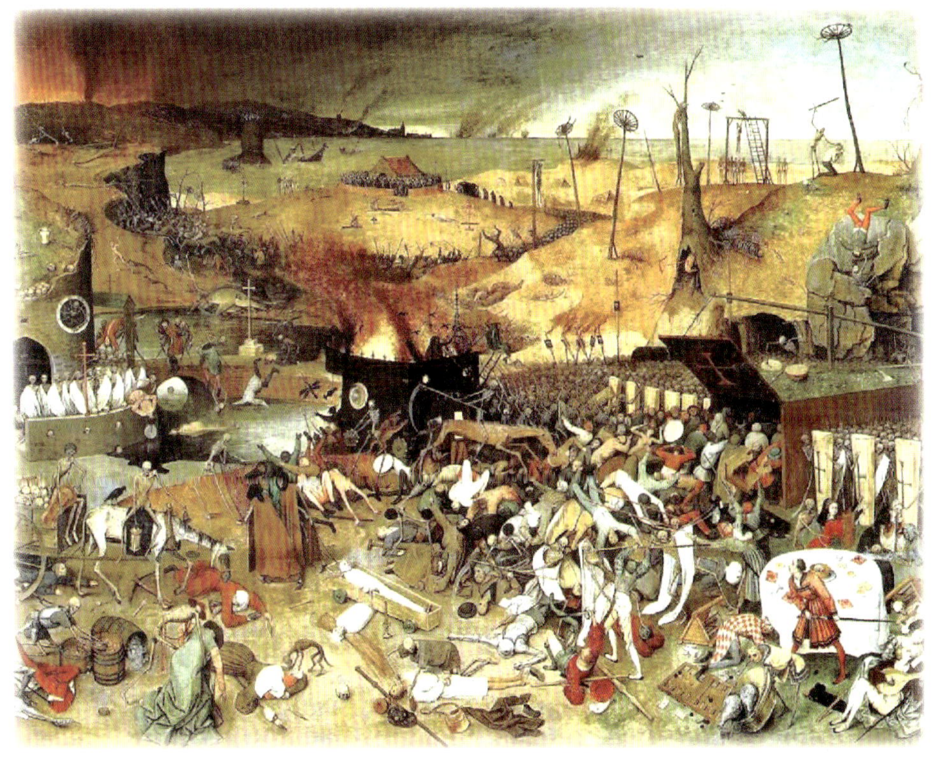

《死亡的胜利》（彼得·勃鲁盖尔）

个更可怕的杀手——鼠疫，结果短短数日之间，每天都有上千士兵无故死亡，大军顿时陷入混乱之中。然而，令人没想到的是，蒙古将领竟然将死亡士兵的尸体抛入城内，这虽然导致城内军民遭受瘟疫感染，但蒙古人还是没能拿下卡法城，最终只能黯然撤退。

然而，这些尸体引发了灾难性后果，随着卡法城的难民以及往来欧亚之间进行贸易的热那亚商人，鼠疫就此流传至西方。1347 年9 月，黑死病抵达了欧洲第一站——意大利南部西西里岛的港口城市墨西拿，当年 11 月经水路流传至热那亚和法国马赛，接着攻陷了威尼斯、佛罗伦萨，黑死病就此从佛罗伦萨经陆路、水路开始向欧洲四面八方辐射。1348 年夏，黑死病在整个欧洲蔓延的同时，又经多塞特郡的港口开始流向英国，次年便征服了整个不列颠。1349 年初，黑死病又从法国的东北部越过莱茵河，经巴塞尔、法兰克福、科隆、汉堡、不来梅等地开始向北欧流传，接着是东欧，直到 1353 年前后流传至俄罗斯。在这次大瘟疫中，意大利和法国受灾最为严重，佛罗伦萨市有 80% 的人死亡。

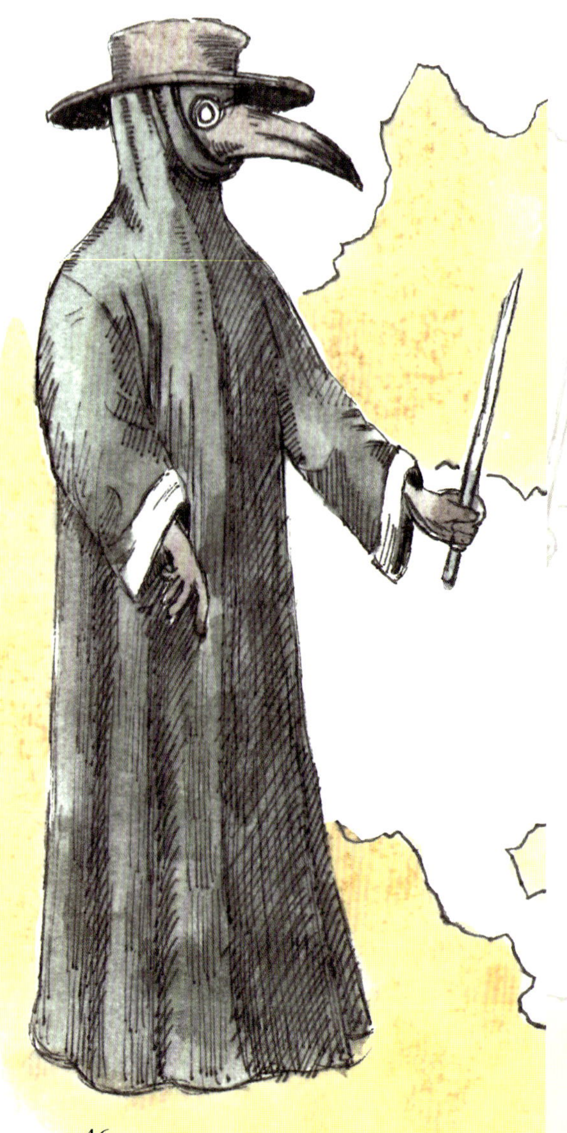

英、法、德等语言均用"pestis"演变来的"pest"一词称呼这种鼠疫。当时欧洲很

多国家和地区，人们用在房屋上大写“P”字的方法提醒路人：此屋住有黑死病人。黑死病在随后的300多年里在欧洲间隔性反复暴发，那些年间，欧洲人的平均寿命只有20岁。鼠疫直到17世纪末、18世纪初才完全平息，而引起鼠疫的鼠疫杆菌直到1894年方被发现。鼠疫杆菌是一种细菌，而非病毒。20世纪中叶，随着抗生素的发明，鼠疫成了容易治愈的疾病，对人类不再构成致命威胁。

黑死病给中世纪的欧洲带来巨大的生命和财产损失，是一场人类悲剧。不过黑死病也间接帮助欧洲完成了近代三大思想解放运动——文艺复兴、宗教改革与启蒙运动。在黑死病暴发之初，统治欧洲的天主教会解释不了这种现象，只能笼统地称为“天谴论”。说黑死病是上帝对人间的惩罚，人们只有通过祈祷、忏悔来洗脱自己的罪孽，从而摆脱瘟疫。然而人们很快就发现，在黑死病面前，任何祈祷和忏悔都是无效的，就连高高在上的天主教士都不能幸免。人们开始对宗教神权统治产生了怀疑。在这种情

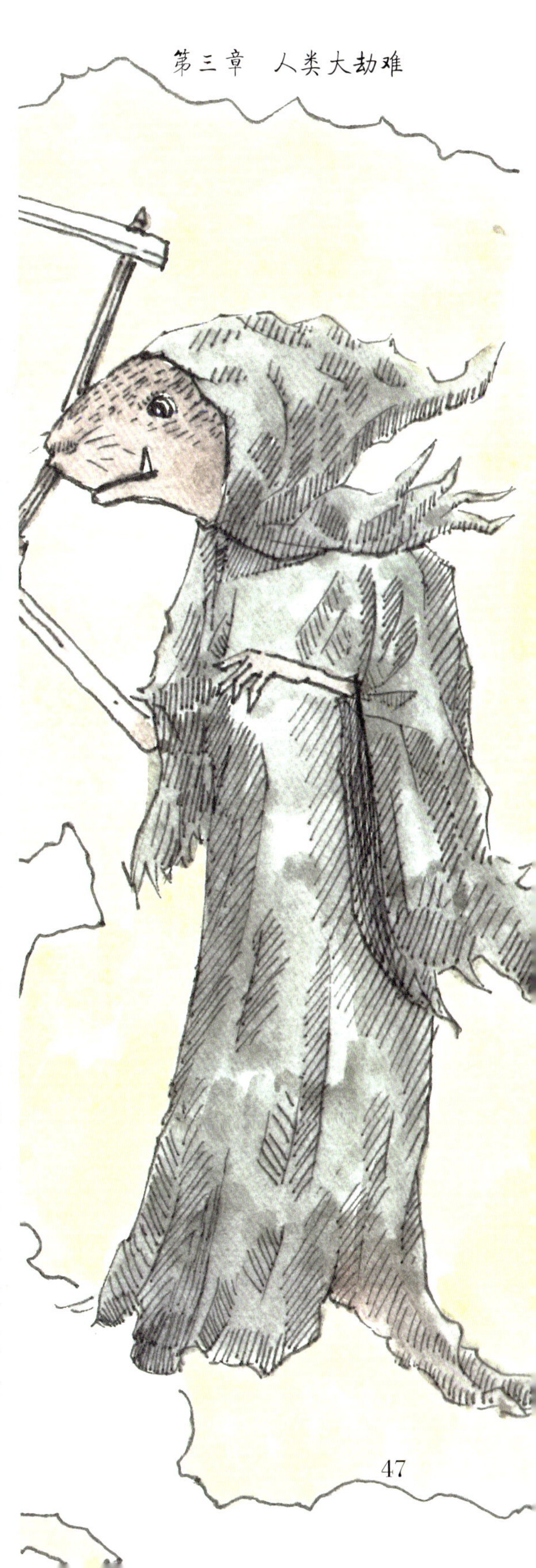

况下，意大利作家乔万尼·薄伽丘创作了短篇小说集《十日谈》。这部小说集批判天主教会，嘲笑教会传授黑暗和罪恶，赞美爱情是才华和高尚情操的源泉，体现了难能可贵的人文主义思想，揭开了文艺复兴的序幕。人们从天主教宣扬的来世主义向现世主义转变，从禁欲主义向享乐主义转变，促进了文学、美术、音乐的发展。莎士比亚、塞万提斯、达·芬奇、米开朗琪罗等一批文艺复兴的巨匠出现了。随着天主教的式微，科学发展更是日新月异。伽利略带来了自由落体三大定律，哥白尼带来了日心说，布鲁诺更进一步指出宇宙在空间与时间上都是无限的，开普勒带来了行星运动三大定律，笛卡尔创建了解析几何。同时，欧洲人逐渐认识到了公共卫生的重要性，欧洲各国开始出于防治疾病的目的收集居民信息，加强流动人口管理，以便能在疾病暴发时，最有效率地进行患病区域的识别与隔离，现代生理学和医学逐步诞生。

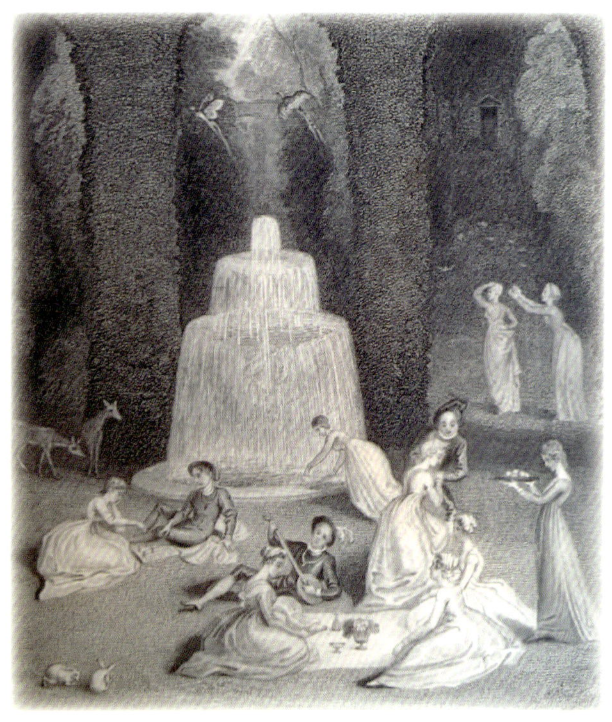

1836 年英国出版的《十日谈》插画

灭绝种族的美洲瘟疫

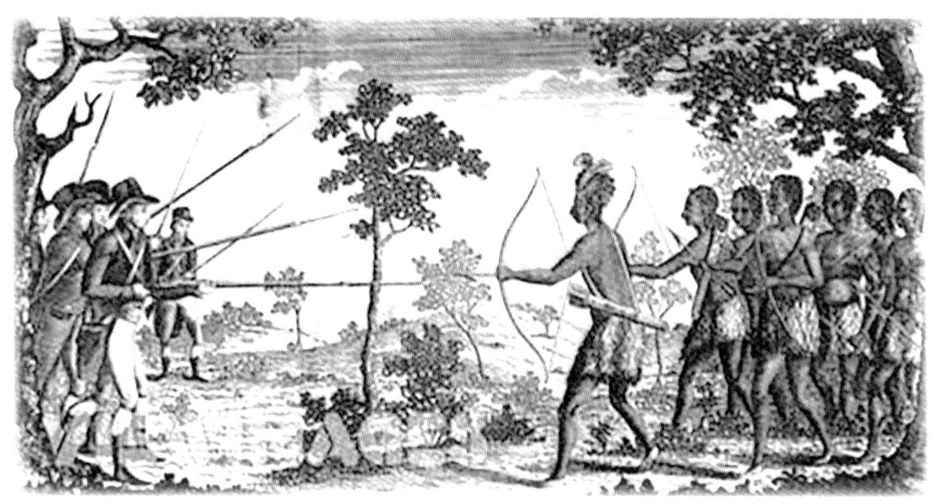

在哥伦布发现新大陆之前，美洲生活着超过 8000 万的印第安人（对所有美洲土著的统称）。1492 年，哥伦布发现美洲后，还以为到了印度，因此给他们取名为印第安人。统治这片大陆的主要是阿兹特克帝国、印加帝国，以及诸多印第安小部落。16 世纪，一场意想不到的瘟疫降临到这片净土，印第安人遭遇到空前的浩劫。

1519 年，西班牙冒险家埃尔南·科尔特斯带着一支 600 余人组成的队伍抵达墨西哥，当时这里是阿兹特克帝国的领土。西班牙人为了掠夺黄金资源，很快就与印第安人爆发了战争。当时这些西班牙人所携带的枪炮对阿兹特克人造成了很大的杀伤力，但在面对人数比自己多达成千上万的阿兹特克军队时，西班牙人的枪炮作用显得微乎其微。1520 年 6 月 30 日，阿兹特克人攻破被埃尔南·科尔特斯占据的特诺奇提特兰城，埃尔南·科尔特斯和他的军队在遭到重创后夺路而逃。受到重创的殖民军队以为阿兹特克人会趁机发动进攻，但却始终没有看到他们有任何动作，于是这便给了西班牙殖民者军队喘息的机会。同年 8 月 21 日，西班牙军队重新发起进攻，但奇怪的是，这一次他们并没有受到阿兹特克人的任何抵抗，轻而易举地就进入到了城堡里。城中尸体遍地，到处都弥漫着尸体腐烂的味道。此时西班牙军队才发现，比他们枪炮更可怕的力量早已摧毁了这座城市，而这一可怕的力量便是瘟疫。

美洲大陆长期与欧亚非大陆相隔离，随着哥伦布踏足美洲之后，腮腺炎、麻疹、天花、霍乱等开始席卷美洲大陆。当时欧洲人就已经经历多次致命传染病带来的浩劫，比如安东尼瘟疫、查士丁尼瘟疫和黑死病等。他们从中找到了一些治疗传染病的办法，并且也获得了一定程度上的抵抗力。但对于印第安人来说，这些传染病却具有非常大的杀伤力，尤其是天花病毒更是如此。天花传染性强，染病后死亡率高。殖民者意识到天花是一种有力武器，很多资料记载了殖民者故意向印第安人传播天花的丑行，例如英国人在加拿大的殖民无法推进时，就与印第安人议和，把天花病人沾染过的枕头、被子作为礼物送给印第安人。16~19 世纪，美洲印第安人在殖民者带来的战争、屠杀、瘟疫影响下，人口减少了数千万，这是人类历史上空前的种族灭绝。

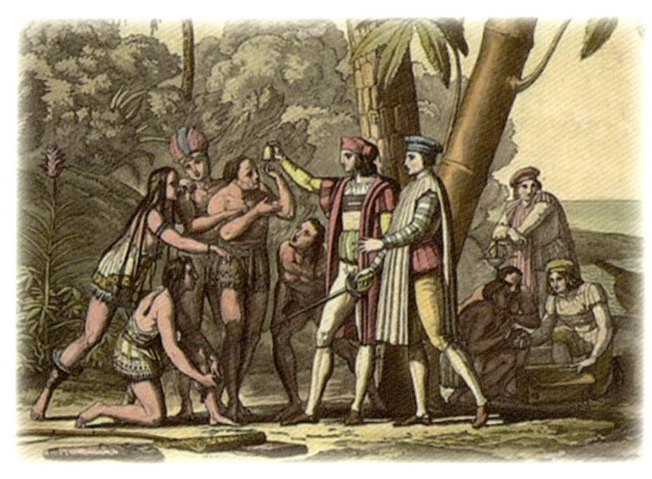

横扫世界的大流感

1918年3月的一天，在美军堪萨斯州赖利堡的芬斯顿训练营地，医院的当班护士迎来了连队厨师列兵吉特切尔。他向护士抱怨自己发冷，咽喉肿痛，头疼并且肌肉酸痛。护士立刻就意识到，面前这位小伙子患了感冒。按照军队医疗管理的标准流程，他立刻被转入传染病房进行隔离。当护士正忙着给吉特切尔测量体温时，总部运输部第一营下士德拉科也来到了医院，向护士报告自己的高烧情况，这位下士体温达到了39.4℃。当第三个患者军士长何拜剧烈咳嗽着走进医院时，当班护士意识到情况不妙。医院主管施赖纳上校很快接到了报告，他在病历上了写下相似的症状描述：发烧39~40℃，脉搏微弱，嗜睡，畏光；鼻、咽喉和支气管的结膜及黏膜出现红肿；初步判断为炎症。当天中午，已经有107人因为类似的症状住进了传染病房。施赖纳上校意识到，自己遇到了一种高传染性的疾病，但是他没有料到，这个有着典型感冒症状的疾病将会在全球掀起很大的波澜。

3~4月份，病毒不仅在军队中扩散，也在平民中传播开来。当时正在进行第一次世界大战，3月份8万多名美军新兵被送往法国，到了4月份，这个数字增长到了11万。法国和英国眼巴巴地期待着美国大兵的增援，但他们不知道的是，美国大兵带来的不仅是步枪和大炮，还有更加致命的病毒。第一次世界大战的协约国和同盟国双方都因流感受到重创，英格兰地区每周死亡人数高达4482人，甚至连首相劳合·乔治都感染了该种病毒。法国每周死去1200多人。德国当时有40余万人死于流感，军队中30%的军人因流感失去战斗能力。美国海军的所有伤亡基本上由流感造成，仅莫兹阿尔贡战场就有6.8万余名流感患者。10月份增援欧洲战场的美国士兵超过5万名，病倒的士兵就有1.6万余人。德国因大流感导致士兵们纷纷拒

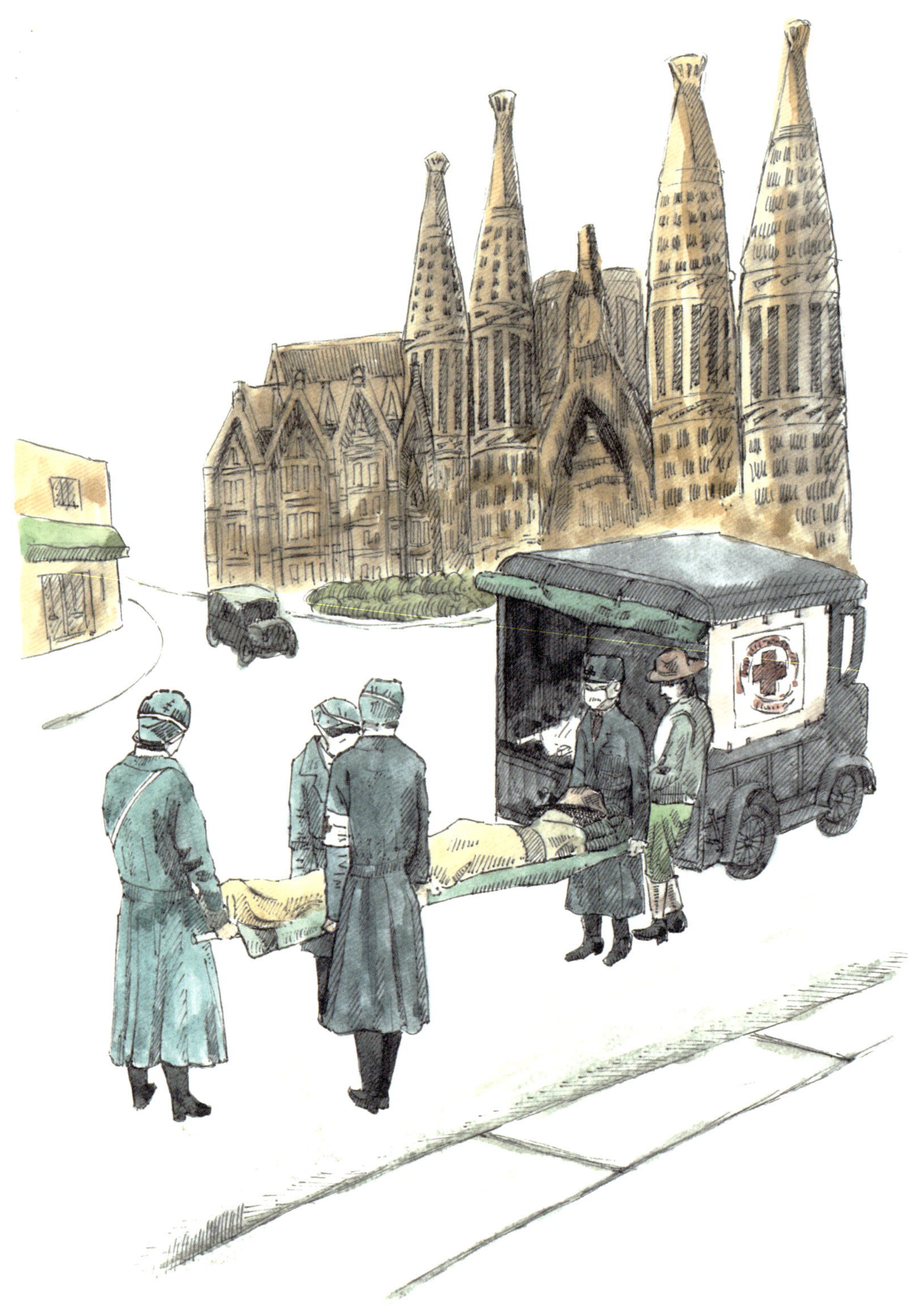

绝战斗，甚至发动起义，德国国内的革命运动直接使德国政府崩溃，德国向协约国投降。协约国也迫于流感，已没有额外的兵力作战，不得不同意德国的求和。

值得一提的是，第一次世界大战中，西班牙是中立国，并未参战，在其他参战国实行新闻管制严密封锁疫情的情况下，西班牙没有实施战时新闻审查，报道了国内大量的流感情况。这给外界一个错觉，以为西班牙遭受流感打击最为严重，认定流感起源于西班牙，于是把 1918 年这场大流感命名为西班牙大流感。尽管后来的研究证实，西班牙既不是流感疫情最严重的国家，也不是这场大流感的发源地，但是众口相传，西班牙不得不把这口“黑锅”一直背下去。

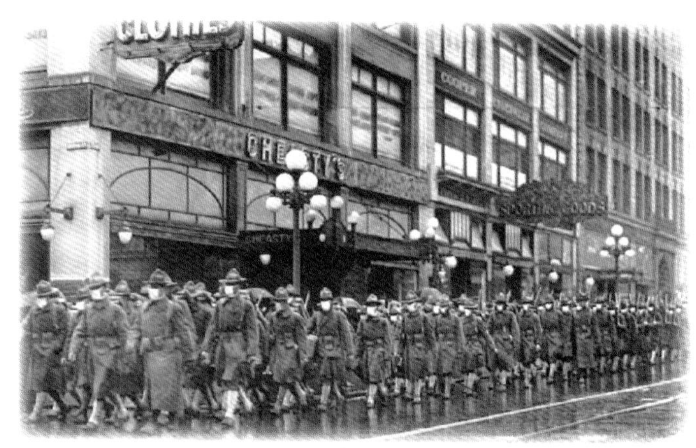

行进中的士兵

1918 年大流感是人类历史上最致命的传染病，据估计造成全世界约 5 亿人感染，2500 万 ~5000 万人死亡（当时世界人口约 17 亿）。1918 年大流感造成的死亡人数如此之多有两个主要原因：一是流感因第一次世界大战通过参战士兵和人员的流动造成了世界范围的人传播，二是当时无特效针对性药物。

美国病理学家杰弗里·陶本伯格于 1997 年 8 月发表研究成果证明，1918 年的流感病毒与猪流感病毒十分相似，是一种与甲型流感病毒（H1N1）密切相关的病毒。此后，其他一些病毒学家也从保存的第一次世界大战期间的冷冻尸体中成功地分离出流感病毒，他们一致认为与猪流感病毒相似的流感病毒是引起 1918 年大流感的元凶。

国际性的顽疾艾滋病

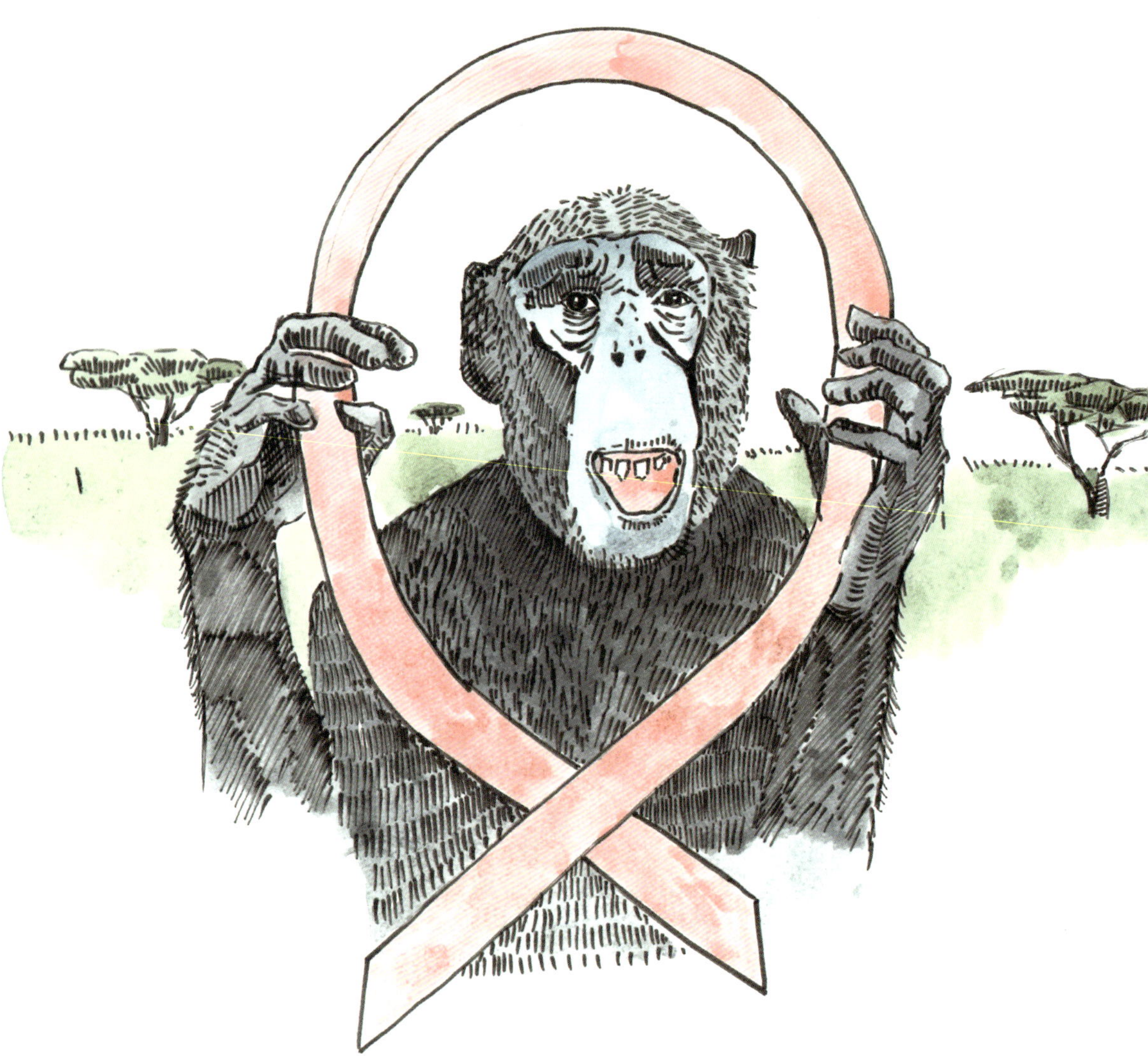

1966 年，一名 38 岁的男子去了非洲刚果的一家医院。除了年龄和性别之外，他的名字、症状等一切信息都被历史遗忘了。然而他的一个淋巴结被收集并保存了下来，后来据美国亚利桑那大学生物学家的研究分析，这名男子感染的是艾滋病毒。17 年后艾滋病毒才被正式发现。

1981 年 6 月 5 日，美国疾病预防控制中心在《发病率与死亡率周刊》上登载了 5 例艾滋病病人的病例报告，这是世界上第一次有关艾滋病的正式记载。到 1982 年年底，仅美国就有 30 多个州报道了 800 多例类似的病例。此后这种新疾病在全球蔓延，病人有一个共同的特征，免疫系统尤其是胸腺 T 淋巴细胞受到严重破坏。1982 年，这种疾病被命名为获得性免疫缺陷综合征 (AIDS)，俗称艾滋病。

据估计，近 40 年来已经有 6000 万 ~1 亿人感染了艾滋病毒，2500 万 ~5000 万艾滋病患者已经死亡，目前仍以每年 180 万人死亡的速度在全球蔓延。没有一种疾病像艾滋病这样难对付和令人恐惧，给人类带来如此巨大且日益深重的灾难。

一般研究认为，艾滋病毒最有可能的起源地是刚果的金沙萨市，估计时间是在 20 世纪 20 年代。就在那时，一只黑猩猩中的猴免疫缺陷病毒（SIV）进入了一个人的体内。在一个人口众多、宿主数量众多且不断增长的地方，这种新病毒获得了发展，最终传播到世界各地，后由移民带入美国。艾滋病具有传播迅速、发病缓慢、病死率高的特点。目前公认的传染途径主要是性接触、血液接触和母婴传播。根据联合国艾滋病规划署数据，2018 年全球范围内艾滋病毒携带者和艾滋病患者有 3790 万人。

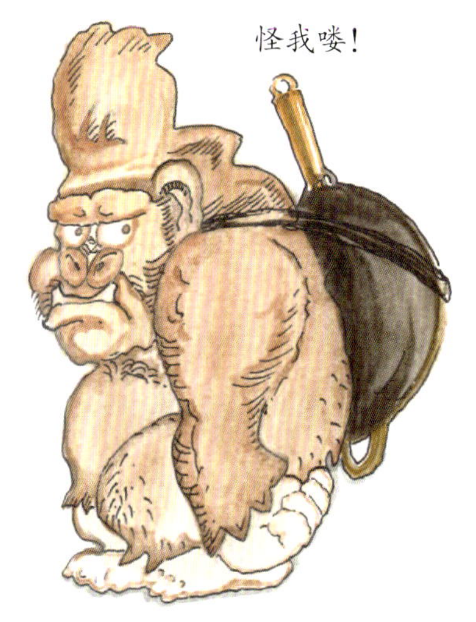

历史经验证明，人类社会每隔几十年就会发生一场严重的流感大流行，在可预见的未来，世界所要面临的下一个问题不是“如果”而是“何时”。当我们悲悯不幸亡灵的同时，最重要的是汲取历史教训，在未来更有效地预防和减轻这类灾难。

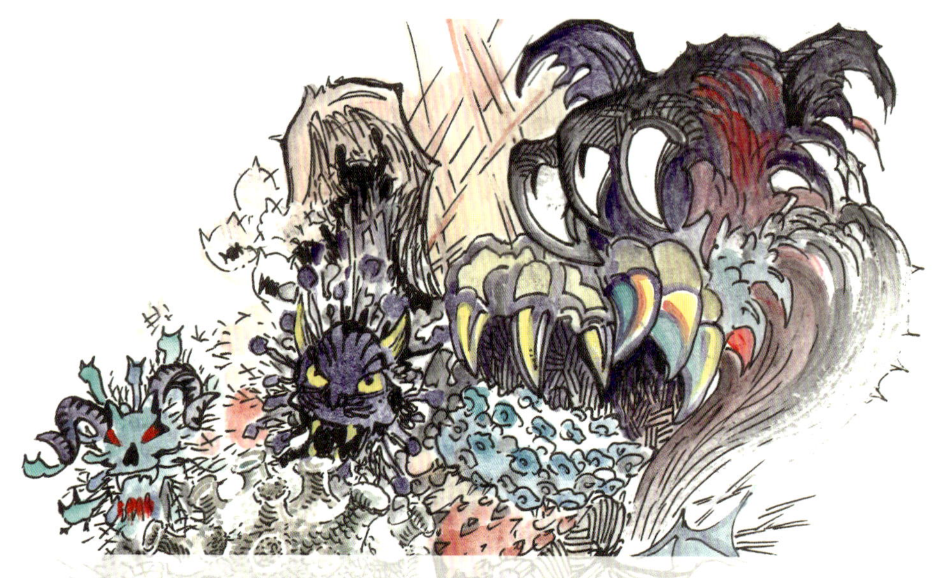

第四章　关紧“潘多拉的盒子”

“大自然是善良的慈母，同时也是冷酷的屠夫。”研究表明，新出现的人类传染病中，有60%以上源自动物，这些人畜共患疾病中又有70%以上来自野生动物。2020年新春暴发的新型冠状病毒肺炎，是人类与病毒最新的一场战争。尽管这次战争的宿主还未“归案”，但科学家普遍认为此次疫情与野生动物脱不了干系。人类活动对野生动物的影响，捕杀和食用野生动物，为自己打开了“潘多拉的盒子”。

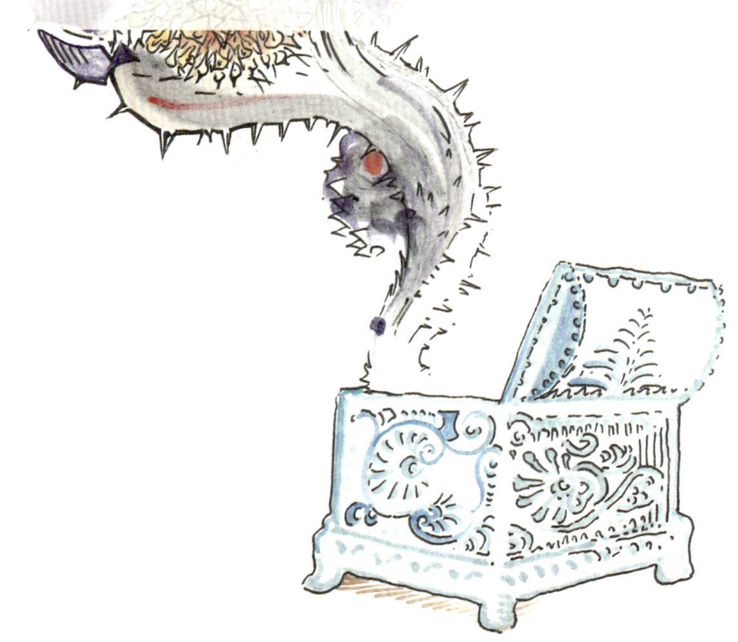

野生动物与病毒

自然界中生物种类繁多、分布广泛，野生动物由于所处的生存环境以及食物来源等因素，更加受到病毒青睐，成为病毒理想的储存库。美国的研究人员指出，超过 10% 的啮齿类动物是动物传染病宿主，灵长类动物大约有 21% 是宿主。研究人员还指出，尽管蝙蝠“臭名昭著”，但其携带的疾病（25 种）少于啮齿类动物（85 种）、灵长类动物（61 种）和食肉动物（83 种）。从全球来看，欧洲和俄罗斯是啮齿类宿主的全球热点地区，中南美洲是蝙蝠热点地区，而灵长类宿主主要集中在非洲的赤道地区。而且，与其他病原体类型相比，哺乳动物携带更多的病毒和细菌。

同学们可能会疑惑，野生动物身上有那么多病毒细菌，它们自己怎么不发病呢？这就是病毒的聪明之处。病毒与其他物种一样，也需要生存和繁殖。病毒对于宿主有着极强的依赖性，离开了宿主，病毒会很快死亡，更谈不上繁殖后代。病毒入侵宿主后，一般不会故意杀死宿主，而只是希望利用宿主的身体结构来帮助自己完成繁衍。因此，顶级聪明的病毒会进化出较强的传染性、较温和的致死率，它只希望传染更多的宿主，但不想杀死宿主。比如我们的老朋友鼻病毒。

为什么病毒最终还是杀死了部分宿主，特别是万物之灵的人类呢？我们在前文谈到过人类的免疫系统，人类进化得如此高级，我们的免疫系统也变得相当强大。病毒入侵人体后，人类免疫系统迅速反应，一种手段是身体发热，用高温来杀死病毒。但是有些病毒武力值太高，发热很有可能没有烧死病毒，倒把自己给烧死了。另外的手段便是全面动员，白细胞、巨噬细胞等调兵遣将，积极搜寻并杀死入侵病毒。然后形成记忆抗体，后续不会再受到类似感染。然而有时候也会矫枉过正，好事变坏事。比如免疫手段太强，被召集的免疫细胞越来越多，造成对自身组织的损伤。有些情况下伴随着大量的体液，累积在肺部，堵塞呼吸道，导致病人无法正常呼吸，窒息而亡。当然有一些老人和儿童是因为抵抗力太弱，免疫系统被病毒击溃，于是给了其他病菌可乘之机，患者死于其他并发症。所以病毒也觉得挺委屈，它也不想杀死“老板”啊！

对于野生动物而言，可没有人给它们打疫苗，它们只能靠自身免疫系统与病毒对抗。在漫长的进化过程中，双方形成一种温和的共生关系。比如蝙蝠身上携带了埃博拉病毒、马尔堡病毒、亨德拉

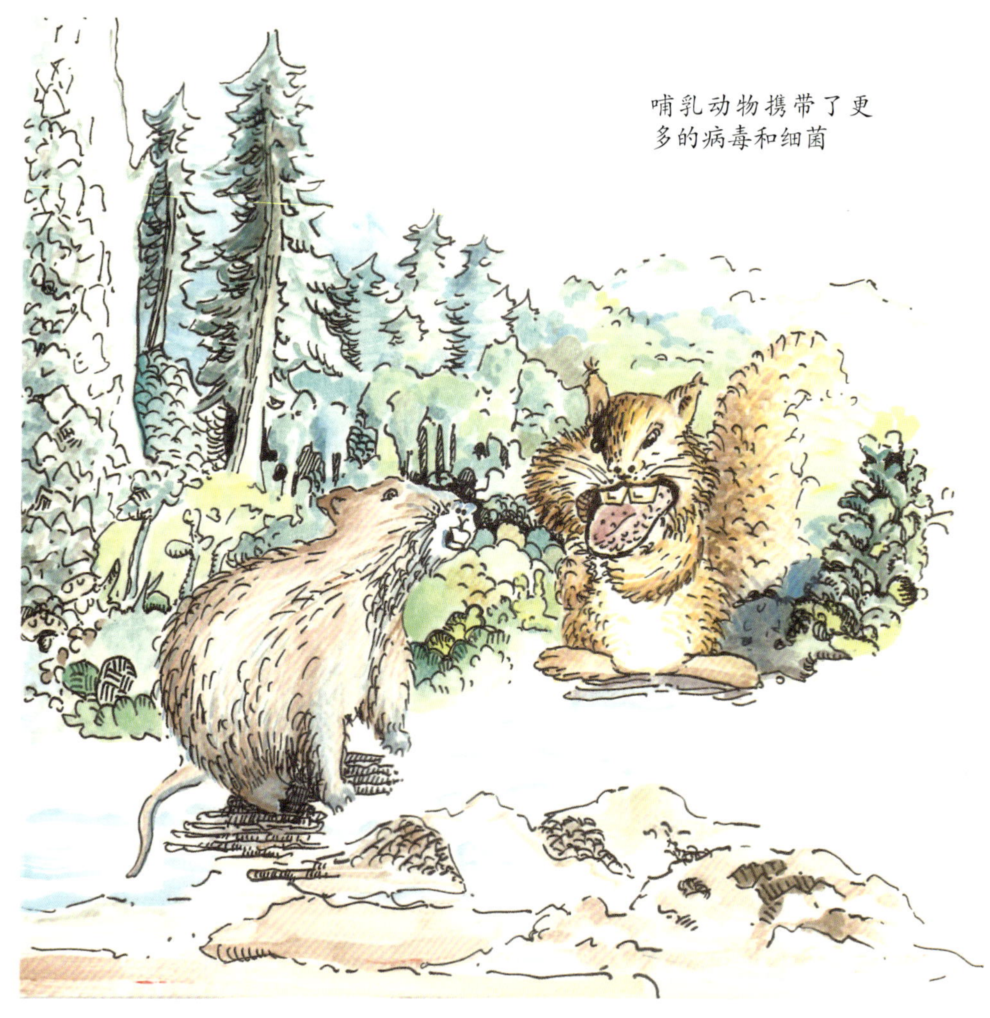

哺乳动物携带了更多的病毒和细菌

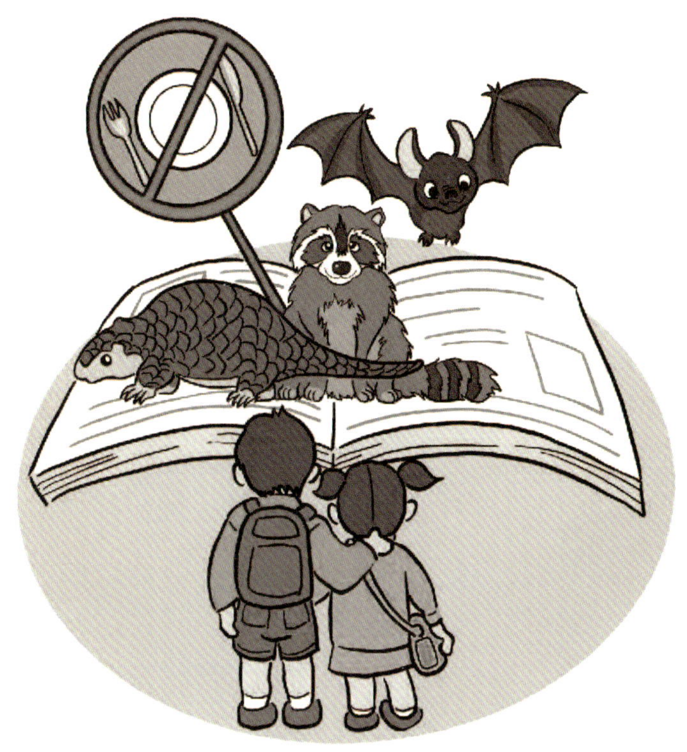

病毒、尼帕病毒和 SARS 病毒等。蝙蝠在飞行过程中会产生大量热量使得体温升高，类似“发烧”，可抑制病毒的复制。同时蝙蝠进化出特殊的免疫机制，既不让病毒太嚣张，也不对病毒赶尽杀绝，力求与病毒和平相处。但是我们人类绝不会像蝙蝠那么宽容，因此病毒也就不那么友好。科学家们正在研究野生动物包括蝙蝠的防御机制，希望有一天能为人类抵御病毒提供一些借鉴。

值得注意的是，蝙蝠携带的病毒正常条件下不能直接感染人类，一般都是通过果子狸、竹鼠等“中间宿主”感染人类。因此，不去打扰蝙蝠和其他野生动物，更不要把这些野生动物当成盘中餐，是防止新疫情发生的重要措施。

毒性强大的野生动物

很多常见的野生动物，也许你在市场上见到过甚至作为野味还品尝过，但你疏忽了它们身上藏着的巨大“毒量”。那么，这些野生动物到底携带了多少病毒和细菌呢？让我们来了解一下吧！

蝙蝠

科学家已在近 200 种蝙蝠身上发现 4000 多种病毒，其中冠状病毒超过 500 种。蝙蝠携带埃博拉病毒、马尔堡病毒、汉坦病毒、亨德拉病毒、尼帕病毒等引发人畜共患病的病毒多达 60 种以上，仅次于啮齿类动物，无疑是病毒库之一。此外，蝙蝠是唯一会飞行的哺乳动物，会让许多野生动物成为病毒的中间宿主。它简直就是带着翅膀的“生化武器”。

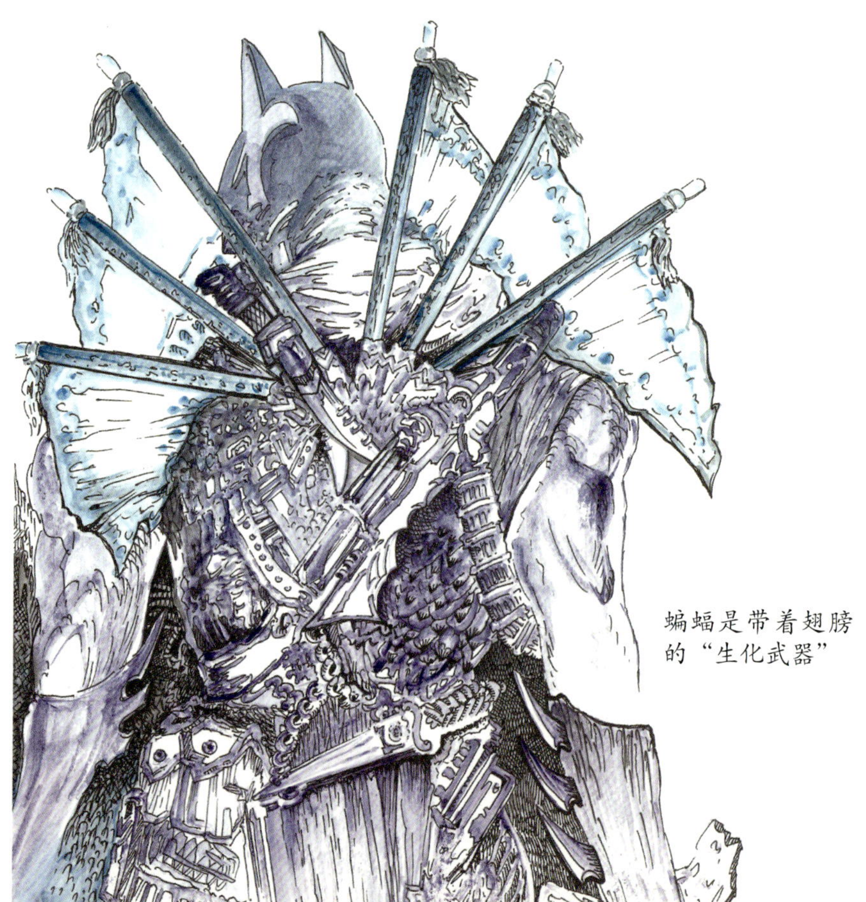

蝙蝠是带着翅膀的“生化武器”

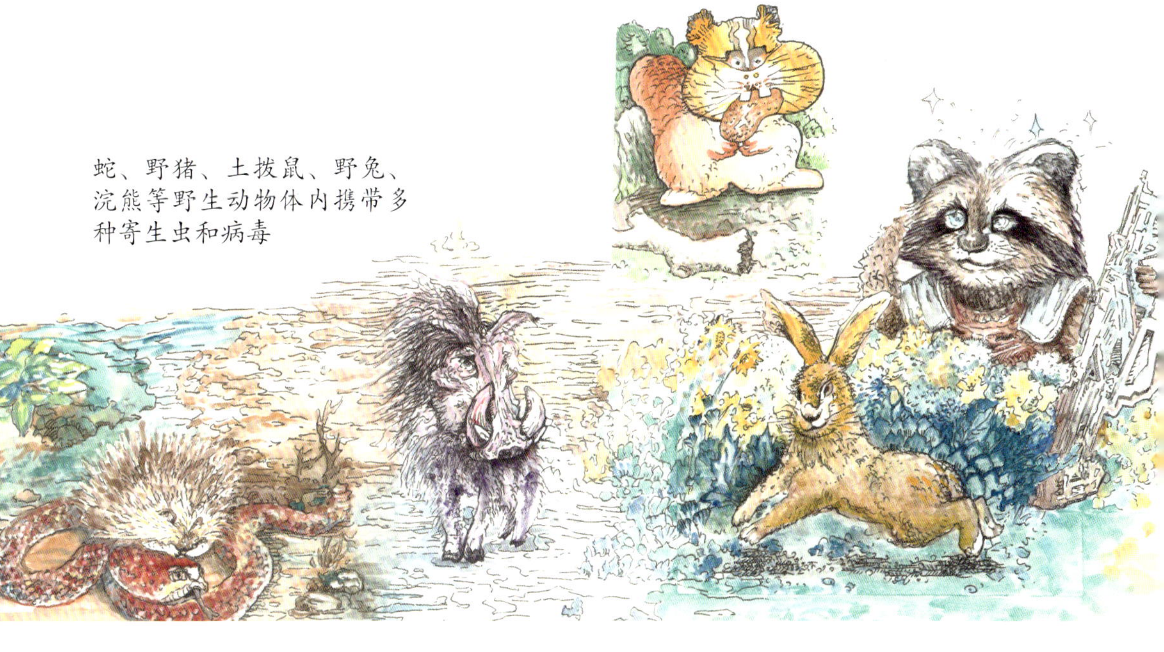

蛇、野猪、土拨鼠、野兔、浣熊等野生动物体内携带多种寄生虫和病毒

果子狸

果子狸看似可爱，也有很多是人工养殖的，但是它非常容易成为传播多种病毒的中间宿主。同时它还携带狂犬病毒和多种寄生虫，如旋毛虫、斯氏狸殖吸虫等，人若感染，会伤害肺部和中枢神经系统。

野生蛇类

如果说蝙蝠是病毒“集结地”，那么野生蛇类可以说是寄生虫的“宠儿”。野生蛇体内携带的寄生虫包括舌形虫、曼氏迭宫绦虫、隐孢子虫、颚口线虫、广州管圆线虫、线中殖孔绦虫等，这些寄生虫均为人畜共患型，人一旦感染，会引发腹膜炎、败血症、心包炎、虹膜炎，从而损伤人体脏器。

野兔

野兔体内携带着弓形虫、脑炎原虫、肝毛细线虫、肝片吸虫、日本血吸虫、囊尾蚴、连续多头蚴等，人若感染，会损伤肠道、肝脏等器官。此外，野兔体外还携带多种蜱虫，会传播土拉菌病、回归热、Q 热和出血热。

土拨鼠

土拨鼠体内携带着鼠疫杆菌，这种细菌正是造成鼠疫的罪魁祸首。此外还携带蠕虫、微丝蚴、弓形虫等多种寄生虫，人若感染，会损伤肠道、肝脏、大脑等多个器官。

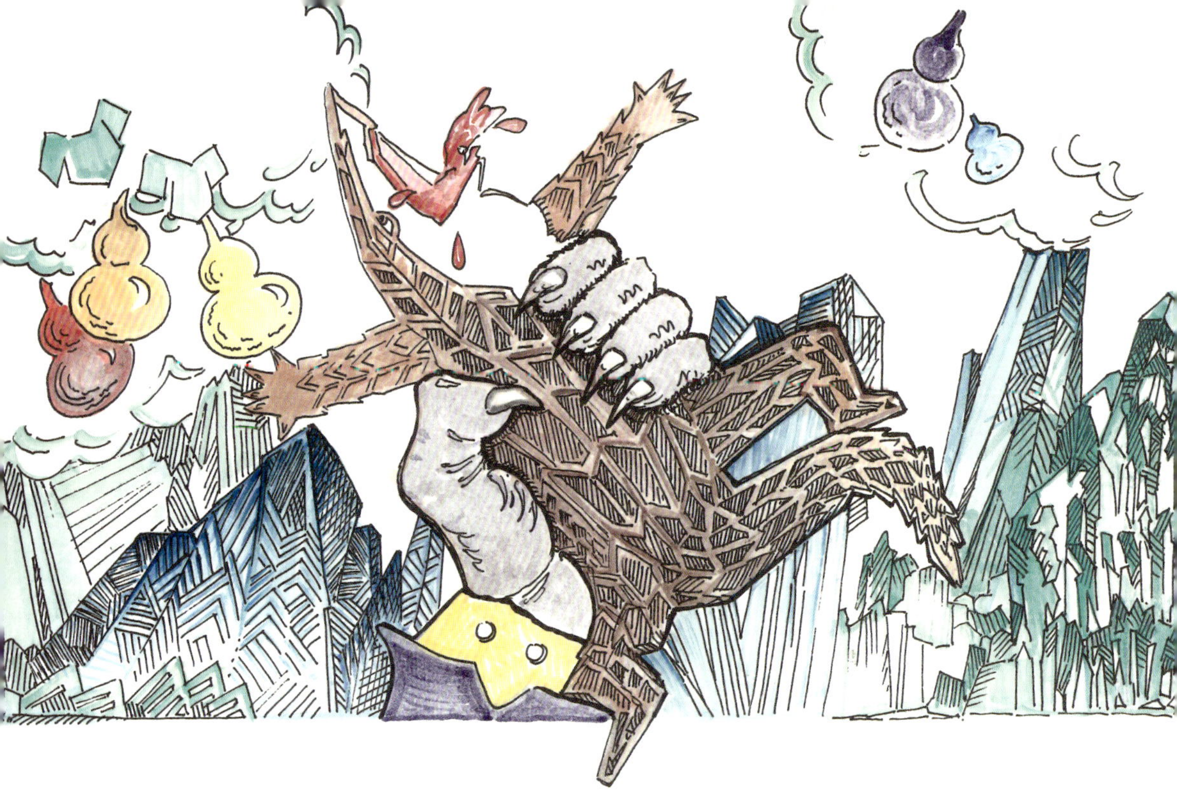

野猪

野猪体内寄生虫包括蛔虫、线虫、人体旋毛虫、细颈囊尾蚴等，人若感染，会损伤肠胃、大脑等多个器官。野猪体外携带多种蜱虫，会传播回归热、Q热和出血热。

穿山甲

穿山甲的肉和鳞甲根本没有药用价值，鳞甲成分同人类指甲差不多。穿山甲体内的寄生虫包括弓形虫、肺吸虫、绦虫、旋毛虫等，人感染后会损伤肠胃，并发心肌炎、肺炎、肝炎等。穿山甲体外携带多种蜱虫，会传播回归热、Q热和出血热。穿山甲也是传播多种病毒的中间宿主。

浣熊

浣熊是狂犬病毒的宿主，同时携带蛔虫、钩虫 、浣熊贝蛔虫等多种寄生虫。人若感染，可严重损伤肠胃等脏器。

刺猬

刺猬体内携带的寄生虫包括裂头蚴、牙囊原虫等，人感染后会严重损伤眼睛、皮下组织、大脑、肠道等器官。刺猬体外携带多种蜱虫，会传播发热伴血小板减少综合征、回归热、Q热和出血热。

实际上，这些野生动物根本没有特别的营养价值，还携带着各种恐怖的病毒和细菌。很多时候食用野生动物仅仅是为了满足人类的好奇心与虚荣心，青少年朋友们不仅自己要远离它们，更要劝阻身边的长辈远离野生动物。

人类是如何被感染的

每一次瘟疫过后，科学家都要追溯病毒的源头，以便人类采取有效的防控措施，这个源头就是病毒的自然宿主。在自然界有一些动物长期携带一种病毒，但它们本身并不发病，可以与病毒和平相处，这种宿主就是病毒的自然宿主，它们就像病毒在自然界中的一个蓄水池，病毒寄生在自然宿主里才能长期存在和进化。比如大家熟悉的禽流感病毒是以野鸟作为它们的自然宿主。然而狡猾的病毒并不是只有一种宿主，它们会选择至少一类动物作为备用宿主，或者说是病毒繁衍的中转站。

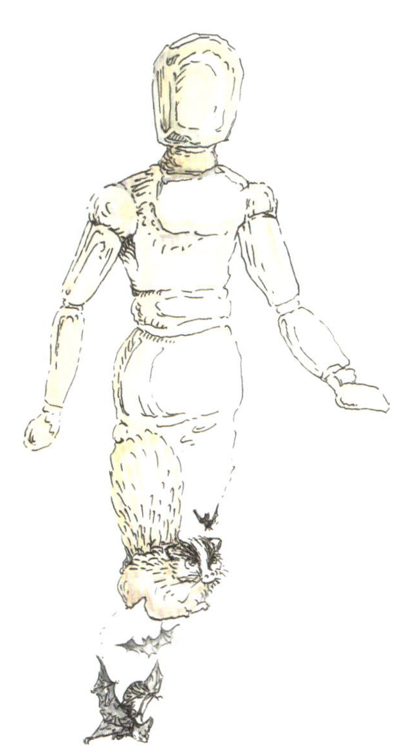

蝙蝠SARS冠状病毒通过果子狸感染人类

野生动物一般都生活在人迹罕至的地方，人类与野生动物接触的机会并不多。大家可能会问，病毒是如何感染我们的呢？20世纪90年代有两种严重的传染病：一个是在澳大利亚暴发的，由马传给人的亨德拉病毒引发；另一个是在马来西亚暴发的，由猪传给人的尼帕病

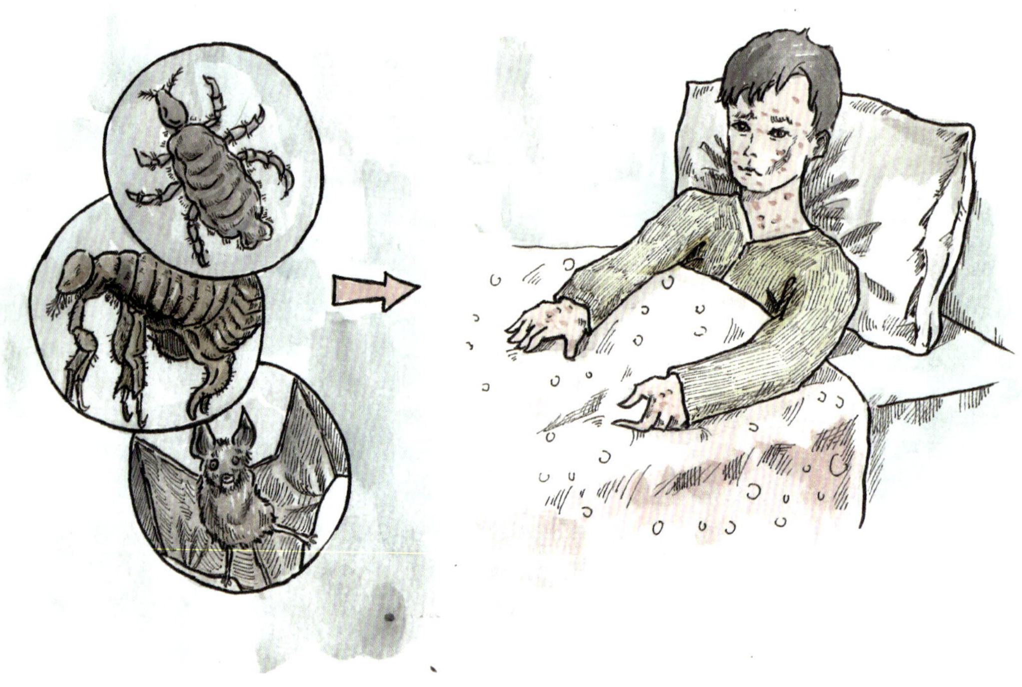

毒引发。科学家研究发现，这两种病毒的自然宿主都是果蝠。2003年中国的 SARS 疫情发生于广东，经研究是由果子狸传给人的，而它的自然宿主最后证实是蝙蝠，但科学家发现携带病毒的蝙蝠在云南。通过研究推测，蝙蝠 SARS 样冠状病毒在偶然的情况下感染了云南养殖场的果子狸，感染了病毒的果子狸随后被贩卖到了广东。病毒进一步在市场上的果子狸中传播，不断变异，最终产生一个传播性极强的 SARS 病毒，感染了人类。

最常见的是流感病毒。几乎所有人都得过流感，出现过呼吸道的病症。但是同学们可能不知道，流感这种病以前与人没什么关系，它们来自于鸟类，而且这种病本来跟呼吸道也没半点关系。流感病毒感染的是鸟类的消化道，而不是呼吸道。但是，病毒是会突变的。人类呼吸道细胞表面的受体和鸟类消化道细胞的受体非常接近，于是，当这些从鸟类身上突变而来的新型病毒传到人类身上时，它们在人类身上引起的就是呼吸道病症，也就是流感。

说到这里，我们还要介绍一种可怕的病毒——艾滋病病毒。艾滋病病毒大致可以分为两种：HIV-1 和 HIV-2。经过艰苦不懈地研究，科学家发现 HIV-2 型病毒来自于西非的一种猴子，叫作白顶白眉猴，这种猴子携带了一种病毒，独立演化成了 HIV-2 型病毒。西非的猎人经常捕杀这种猴子，贩卖它们的肉。当猴子咬了猎人或者屠夫处理猴子尸体的时候，含有病毒的猴子的血液就会进入人体，继而让人感染这种病毒。然后，这些病毒开始自我复制，逐渐适应新的宿主——人类。而 HIV-1 型病毒则有完全不同的来源，它们来自另一

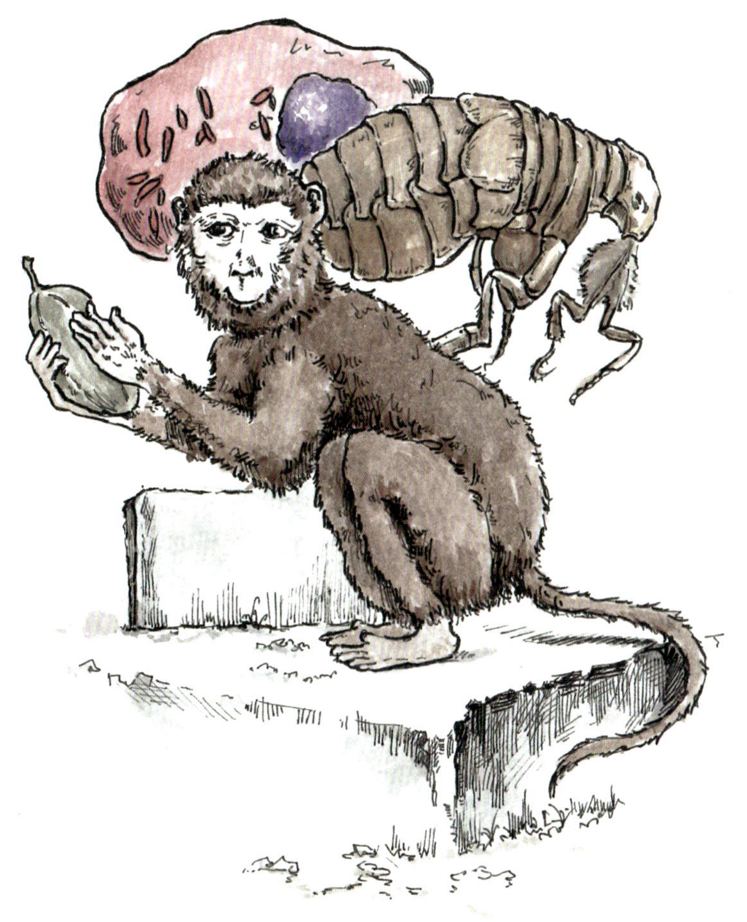

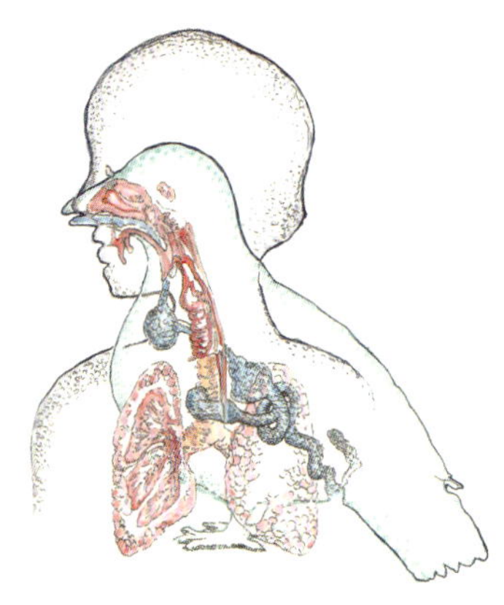

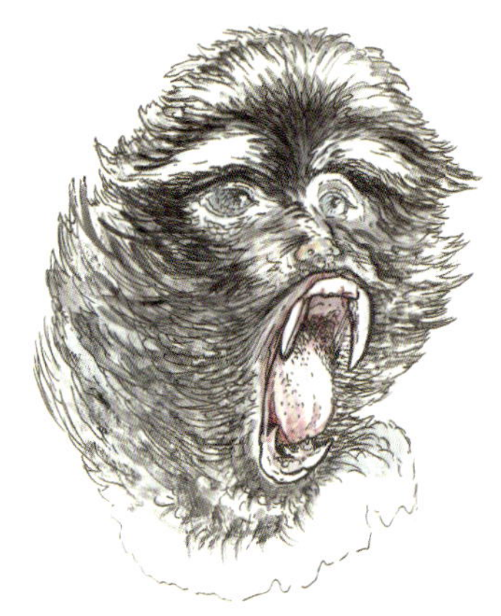

种动物黑猩猩。1989 年，法国科学家偶然间在生活于喀麦隆和坦桑尼亚的黑猩猩粪便中，检测出了与 HIV-1 型病毒基因序列非常接近的病毒，因而推断出有可能是黑猩猩身上的病毒传染给了人类。随着 20 世纪初非洲人口的快速增长，以及一些边远地区人们食用黑猩猩的习惯，这种病毒伺机入侵到人类身上，导致了艾滋病。

科研人员正在追踪缉拿新型冠状病毒肺炎的“病毒元凶”，目前还没有定论。根据华南农业大学公布的研究结果，研究人员将穿山甲体内分离出的病毒毒株与人感染的新型冠状病毒毒株进行比较，发现相似度高达 99%。如此高的相似性，意味着新型冠状病毒的一种中间宿主可能为穿山甲。当然还有一些研究认为可能是野生蛇类、水貂、竹鼠等。那么，它们身上的病毒最初又是怎么来的呢？有了先前的经验，在追踪新型冠状病毒的来源时，科学家们自然而然地又会想到蝙蝠。根据武汉病毒研究所石正丽研究团队的基因测序结果，蝙蝠冠状病毒 TG13 与新型冠状病毒的序列相似性达到 96.2%。由此可见，蝙蝠身上的冠状病毒可能也是新型冠状病毒的来源。同时科学家们也指出，蝙蝠冠状病毒 TG13 很难直接感染人类，很有可能病毒先在中间宿主身上发生遗传变异，比如基因重组，这样它们才会变得更加容易感染人类，形成了此前未知的新型冠状病毒。

保护野生动物就是保护人类

野生动物与人类共处一个家园。研究表明，在15~16世纪之前，自然界中每形成一个脊椎动物新种大约需要3000年，同时平均每3000年又有一种脊椎动物灭绝。物种形成和绝灭速率相差不多，也合乎自然规律。自16世纪以来，随着人类繁衍的加快、科技的进步，物种灭绝速度也大大加快。据《世界濒危动物红皮书》统计，20世纪以来，全世界每年都有一种珍稀动物绝灭，哺乳动物有110个种和亚种在地球上消失，鸟类有139个种和39个亚种已经灭绝，目前有将近600种动物濒临灭绝。

自16世纪以来消失的野生动物有哪些呢？我们列举一些让青少年朋友记住它们。

渡渡鸟

渡渡鸟曾经生活在印度洋毛里求斯岛，它们长相非常奇特，外形笨拙，性格温顺，嘴上的喙十分有趣。它们有翅膀，但是不会飞，体形更是高达1米以上，栖息于林地中，叫声似“渡渡”。在15世

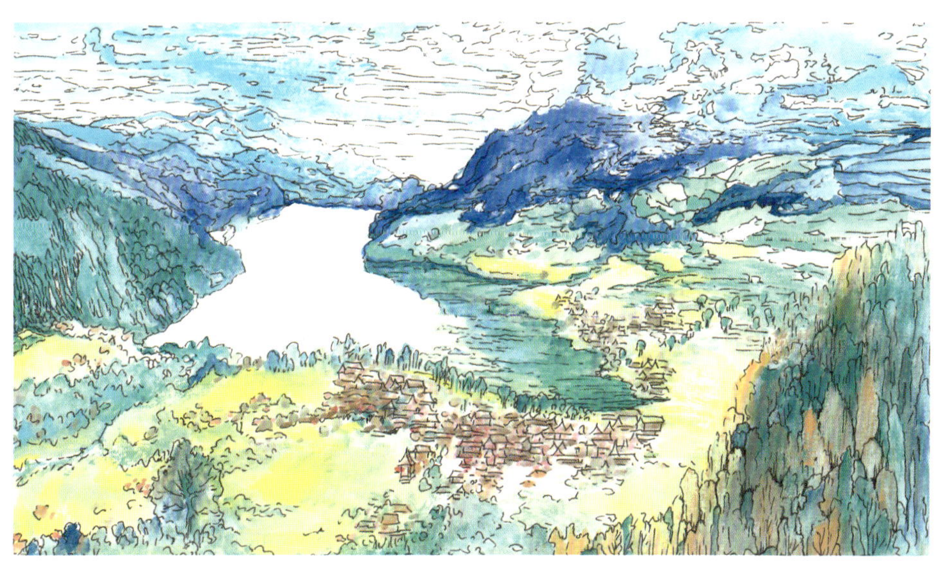

纪以前，毛里求斯岛上的渡渡鸟数量还是很多的。自从欧洲殖民者在岛上定居之后，导致渡渡鸟于1690年前后灭绝。渡渡鸟被人类发现后不到200年的时间里，便由于人类的捕杀和人类活动的影响彻底灭绝，堪称是除恐龙之外著名的灭绝动物。

小齿灵猫

小齿灵猫曾经广泛活跃在我国的云南西双版纳等地，它们的体形较小，属于灵猫科动物。由于小齿灵猫的主要栖息地大多被开垦种植橡胶，使其生存环境大面积消失，加上保护不力，据推测它们在20世纪末期就灭绝了。

恐鸟

恐鸟是曾经生活在新西兰的无翼大鸟，与毛里求斯岛上渡渡鸟和马达加斯加岛上象鸟一样属于巨型鸟。其中最大的种类高达3.5米，重达250千克。在人类登上新西兰岛500年后，这个曾经的新西兰霸主彻底败下阵来。18世纪后期，恐鸟的数量已经非常少了，1800年前后人们捕杀了最后一只恐鸟。几个世纪之内毛利人就把这些长有羽毛的庞然大物捕杀光了。

袋狼

袋狼生活在澳大利亚地区，母体有一个育儿袋。袋狼因为被怀疑袭击羊群，因此被牧民所痛恨。然而多数事件的元凶其实是澳洲野狗。移民们把袋狼视为敌人，他们在政府的奖赏制度鼓励下大肆屠杀袋狼，加上狗的引入和人类侵占其栖息地，目前袋狼已经绝迹。

白鱀豚

白鱀豚是中国特有的一种小型淡水鲸，主要生活在长江中下游及与其连通的洞庭湖、鄱阳湖、钱塘江等水域中，4000万年前就已存在，是世界上所有鲸类中数量最为稀少的一种。因为人们对长江的过度开发，使得白鱀豚的生存环境受到严重威胁。人们最后一次在野外见到白鱀豚，是2004年在长江南京段发现了搁浅的一头白鱀豚尸体。

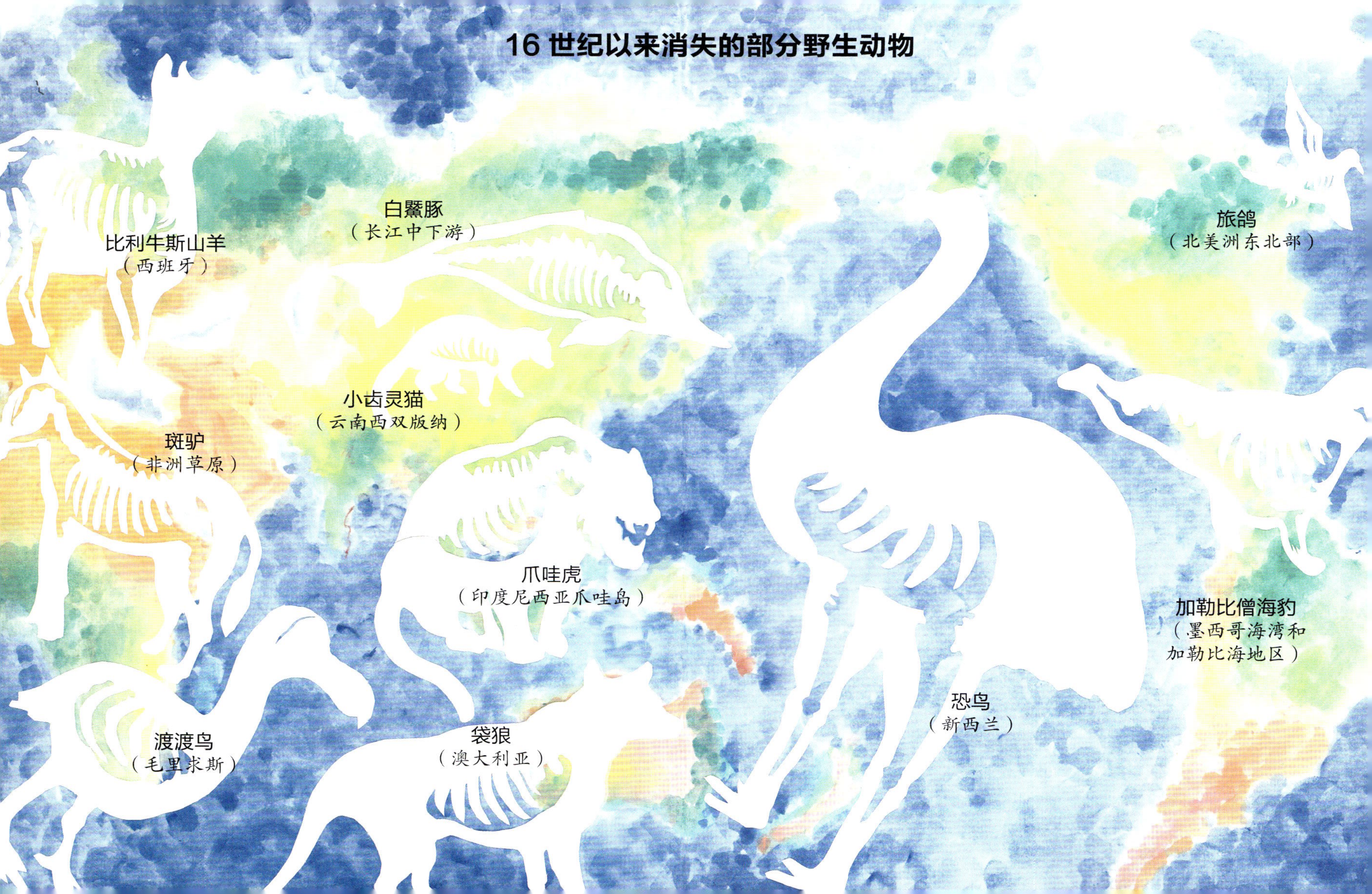
16 世纪以来消失的部分野生动物
比利牛斯山羊
（西班牙）
白鱀豚
（长江中下游）
旅鸽
（北美洲东北部）
小齿灵猫
（云南西双版纳）
斑驴
（非洲草原）
爪哇虎
（印度尼西亚爪哇岛）
加勒比僧海豹
（墨西哥海湾和
加勒比海地区）
恐鸟
（新西兰）
渡渡鸟
（毛里求斯）
袋狼
（澳大利亚）

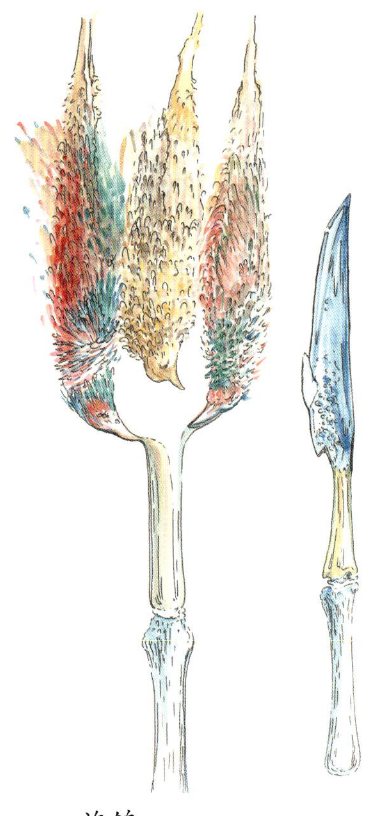

斑驴

斑驴生活在非洲广阔的草原地带，是斑马的一种南方亚种。因为南非农民将其当作肉食和皮革的来源而大量猎杀，最终导致灭绝。人们看到的最后一只斑驴，于1883年8月12日死于荷兰阿姆斯特丹动物园。

爪哇虎

爪哇虎主要生活在印度尼西亚爪哇岛，曾经是19世纪较常见的老虎之一。然而随着它的栖息地陆续被人类侵占，爪哇虎要么被毒死，要么被偷猎者捕杀。1983年6月，最后一只爪哇虎在印度尼西亚雅加达的动物园死去。

旅鸽

旅鸽是一种特别喜欢旅行的鸽子，原分布于北美洲的东北部，在200年前被认为是北美地区常见的鸟类。欧洲人来到北美大陆之后，由于旅鸽肉味鲜美，便遭到他们大规模的围捕。在不到100年的时间里，旅鸽从几十亿只猛减到濒临灭绝。1914年9月1日，最后一只旅鸽“玛莎”在美国辛辛那提动物园孤独地死去。

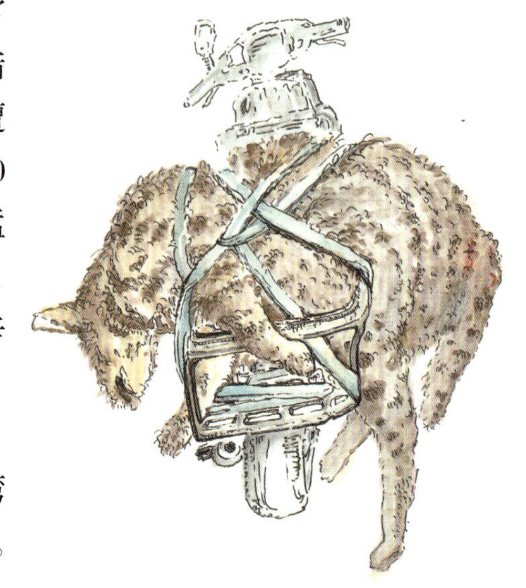

加勒比僧海豹

加勒比僧海豹是墨西哥海湾和加勒比海地区土生土长的海豹。

人类登陆这片土地之后，就开始以加勒比僧海豹为食，而且因为它的皮毛质地非常好，于是被大量捕杀。2008 年 6 月 6 日，加勒比僧海豹被正式宣布为已灭绝动物。

比利牛斯山羊

比利牛斯山羊生活在西班牙北部比利牛斯山脉的崇山峻岭中，它们在悬崖峭壁间行动非常敏捷，因此又称“悬羊”。过度狩猎造成比利牛斯山羊的数量急剧减少，2000 年被正式宣布绝种。值得一提的是，它是第一个通过克隆技术又复活的物种，科学家利用最后一只死去的比利牛斯山羊皮肤细胞克隆了一只新山羊，但是因为肺功能衰弱仅存活了 7 分钟。

从上面的例子看，野生动物的灭绝除了自然进化的因素，人类行为活动的影响也很大。首先是动物栖息地被破坏。沼泽、水域、草地和森林都是地球上维持生命最重要的自然生态环境，但因遭受破坏，使得大量野生动物无处栖身，种数急剧下降，有的濒临灭绝。二是滥捕乱杀野生动物。人们除追求餐桌上的山珍海味，还要穿戴野生动物皮毛，这些都刺激了对野生动物的捕杀和交易。三是环境污染对生态的严重威胁。由于人类大量使用农药等化学制剂，农药进入到自然界的循环当中，通过食物链在野生动物中积累下来，轻者影响野生动物的繁殖能力，重者会造成野生动物的大量死亡。

近代以来人类的几次大疫情都与捕杀和食用野生动物有关。每次灾难过后，人类都深刻反思，但是否真的吸取了教训呢？

2003 年 SARS 暴发后，广东省发布禁令，全面禁止捕杀果子狸，取缔野生动物交易，关闭野生动物市场。这个政策对控制 SARS 的后期传播起了非常关键的作用，在那之后，广东再也没有出现 SARS 新增病例。疫情结束后，野生果子狸的非法狩猎贸易快速复活，养殖市场也逐渐恢复。2020 年 1 月，拥有 500 万人口的广西贵港市就有 6 家规模较大的果子狸养殖场。

市场贸易背后是火热的买卖。公开的野生动物市场和地下交易黑色链条，使得大量的“野味”被摆上餐桌。有媒体曾经做过调查，55.4%的受访者认为食用野生动物行为常见，22.3%的受访者曾食用过以野生保护动物为原料的食品、药品及保健品，19.7%的受访者曾使用过野生保护动物的制成品，如衣服、装饰品等。

原本在自然环境中独立生存的野生动物们，在某些场所，集中囚禁在狭小的运输空间、饭店隐蔽后厨、市场隐秘隔间……原本不可能有机会相互接触的各种动物混杂其中。还有比这里更合适的病菌温床吗？病毒们正好很乐意在人类这个物种上试试身手。人类将自己推入了病毒的试验场。SARS 如此，埃博拉、尼帕、寨卡、拉沙热、亨德拉、马尔堡以及未知原因的新型冠状亦是如此。如果人类的陋习不改，人类与病毒的战役就会再三爆发。

惨痛的教训告诫我们，人类要学会尊重自然、顺应自然、保护自然，不要成为地球的“病毒”。要善待野生动物，关紧“潘多拉的盒子”，共同守护好地球村。

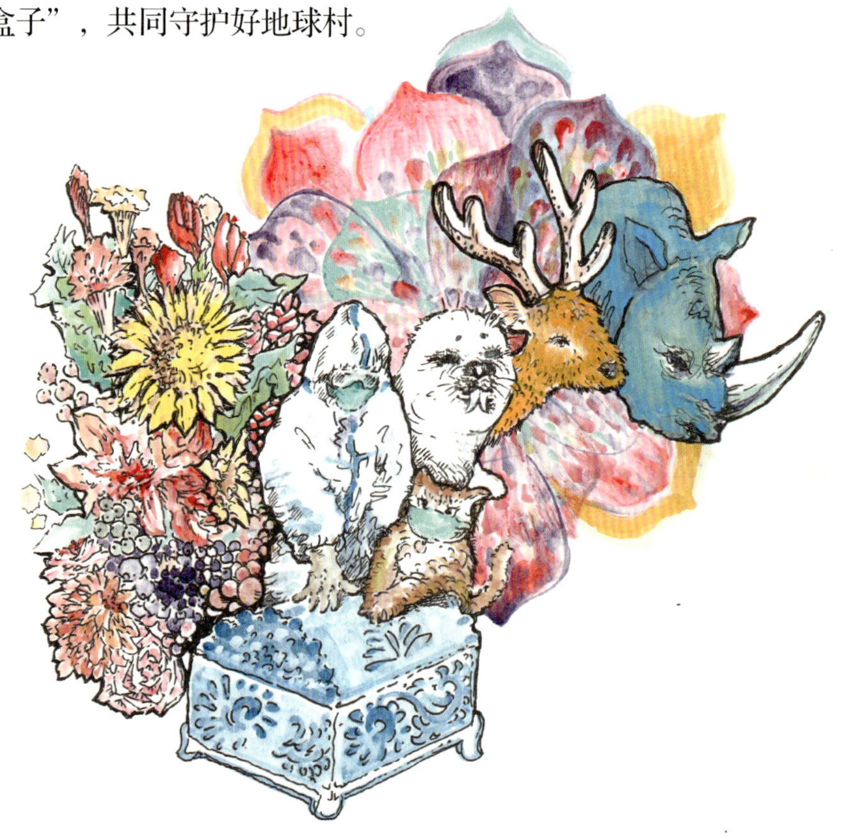

第五章 人类与病毒的较量

人类的漫长进化史就是一部与病毒的斗争史，病毒杀死的人类总数远远大于战争、饥荒、洪水等天灾人祸。在诡计多端、变幻莫测的病毒面前，人类总是在被动地应付。从科技发展的进程来看，人类与病毒的较量将是艰巨而漫长的。到目前为止，人类已经彻底消灭了天花病毒和Ⅱ型、Ⅲ型脊髓灰质炎病毒。我们相信，随着科学技术的不断发展，人类必将取得最终的胜利。

比“小强”更厉害的“大强”

病毒的家族实在是太庞大了，它们手段狡猾，既可以感染一切生物，也可以突破物种间的屏障，在人与动物之间跨界传播，比打不死的“小强”厉害得太多，让人类伤透了脑筋。即便是到了21世纪，每年仍有约70万人死于艾滋病，约40万人死于丙肝，流感病毒引起的呼吸综合征每年也会导致约65万人死亡。而人们正议论纷纷的冠状病毒，如重症急性呼吸综合征（SARS）病毒、中东呼吸综合征（MERS）病毒和新出现的新型冠状病毒（SARS–CoV–2），是造成数千人死亡的元凶。

自然界中，致病微生物对人类的感染大体可以分为寄生虫病、真菌性疾病、细菌性疾病和病毒性疾病。只有病毒性疾病到目前为止还没有特效药物和治疗方法，只能依赖人体自身的免疫系统。这是一个严酷的事实，也是一个世界性难题。有些人分不清细菌或病毒感染，一律把治愈的希望寄予青霉素、先锋霉素等抗生素药物上，其实这是一种误解。抗生素只能对付细菌，不能对付病毒。

为什么病毒性疾病这么难治？这是由于病毒的结构与感染的方

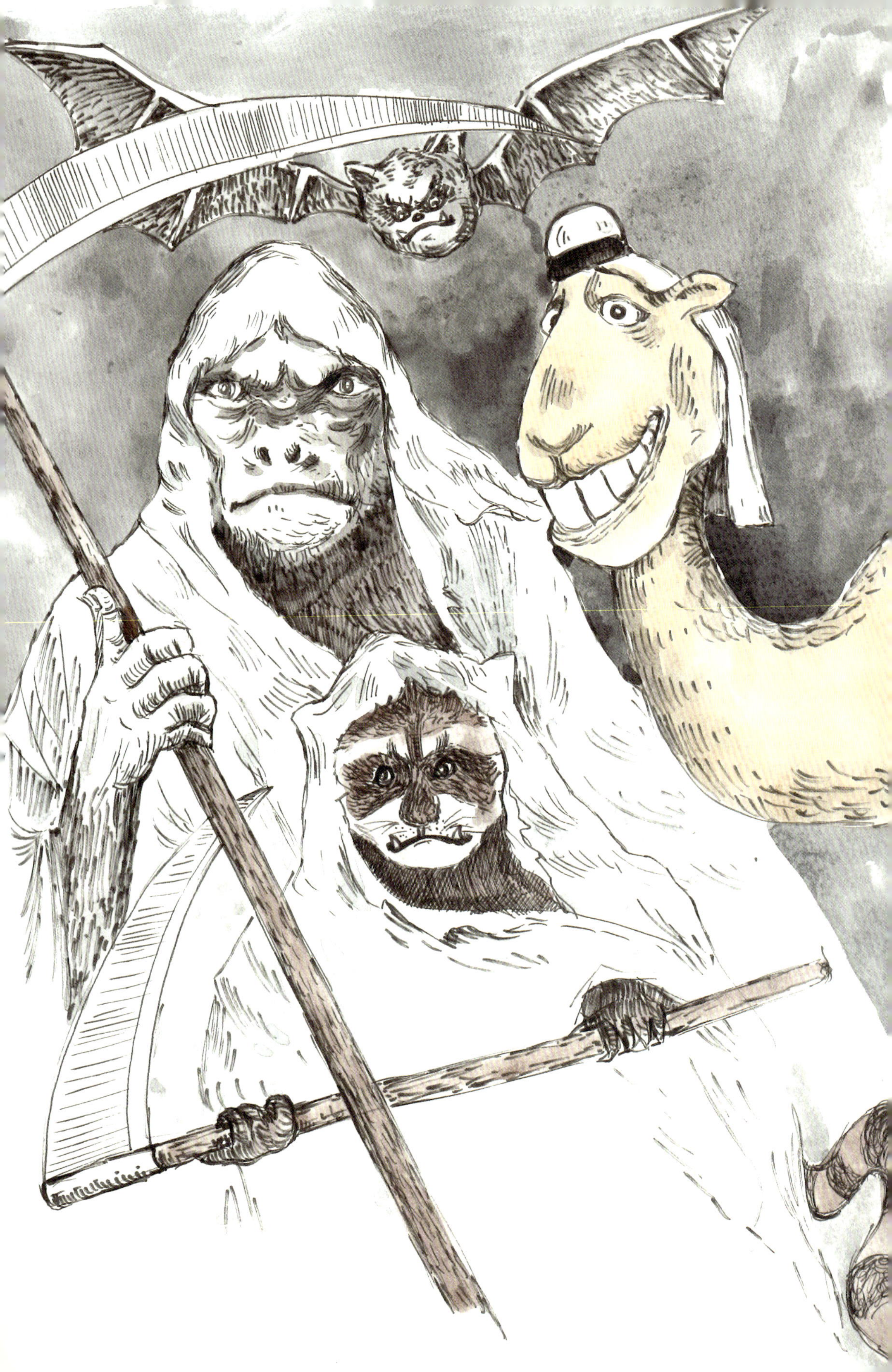

式所致。病毒是一种非细胞形态的微生物，它的体积小到高倍数的光学显微镜也看不到，只能用电子显微镜观察到。它无细胞器，由基因组核酸和蛋白质外壳组成。基因组仅含一种类型的核酸，即核糖核酸 (RNA) 或者脱氧核糖核酸 (DNA)。所以，我们无法用常规的方式来对付它，在实验室条件下也难以系统化繁殖病毒供人类研究。目前只有 1% 的已知病毒可以通过细胞培养获得。

在感染后的生存方式上，病毒不能独立进行代谢活动，不能像细菌一样进行自我繁殖，只能寄生在人体细胞内，利用细胞的生物合成机制进行自身的复制并释放子代病毒。换言之，病毒只有进入活细胞内才能生存和复制，此时只要能识别病毒并能区分哪些是被感染的细胞，哪些是健康细胞，把病毒和被感染细胞杀死，就能把病治好。可惜的是，到目前为止，现有的合成药物和治疗方法还不具备这种识别和区分功能。因此人体被病毒感染后，大部分情况下只能依靠自身免疫系统产生的免疫细胞来杀灭病毒。

同时，病毒极强的变异性也是医学手段目前束手无策的一个原因。以流感病毒为例，经常是一两年一小变，三五年一大变，每次变异都会引起全球性的大流行。医学界对流感病毒的研究步伐总是赶不上流感病毒的快速变异，流感病毒的变异性使流感预测、疫苗研制、特效药物的研制均成为难题。世界卫生组织每年都要根据全球监测情况推荐代表性病毒毒株，但是生产的疫苗只能针对一种或几种病毒发挥作用。现在大家经常提起的冠状病毒，人类的认知史也并不长，1937 年才分离出第一种冠状病毒，后来科学家又陆续发现了其他一些冠状病毒。早期的冠状病毒对人类的影响并不大，直到 2003 年，SARS 的出现，人类才开始重视这种病毒。SARS 之后，科学家又发现了两种冠状病毒，但都没有引发大规模疫情。2012 年发现的 MERS 比 SARS 的致死率高得多，1/3 的患者去世。现在我们又发现了最新的新型冠状病毒，可见新的病毒或者病毒的变异不断产生，人类难以跟得上这些狡猾病毒的节奏。

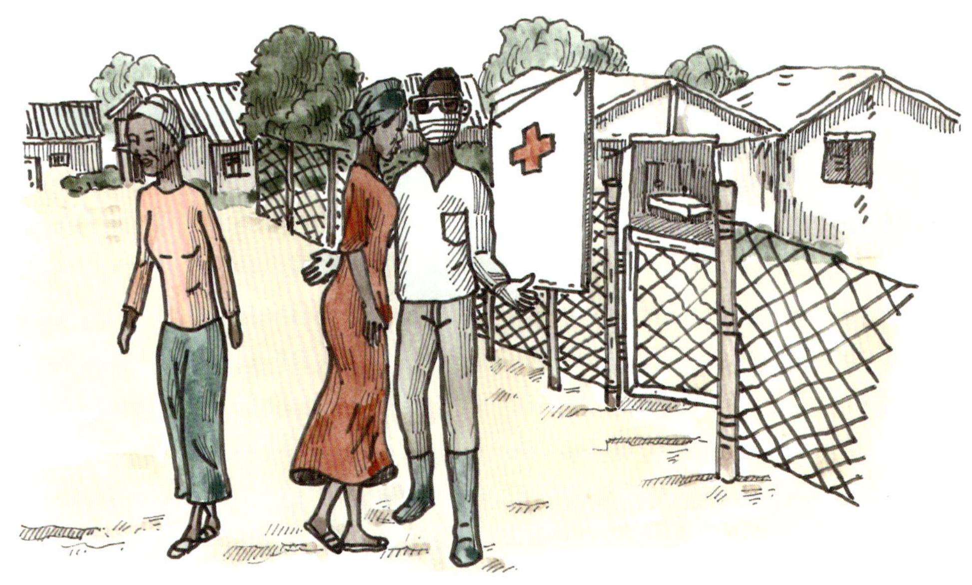

随着人类社会的发展，人和动物的全球流动日益频繁，原本仅在某类群体或某大洲传播的病毒突破了自然宿主的障碍，得以在全球旅行。例如很多高度危险的病毒，如艾滋病毒、埃博拉病毒、马尔堡病毒、西尼罗病毒等，在非洲已经存在了很多年，从 20 世纪 80 年代前后纷纷向世界扩散，使全球公共卫生面临巨大的压力。

可能有同学会问，为什么非洲有那么多强悍的致命病毒感染人类？综合来看有下面几个原因：一是非洲自然条件很完美，主要为热带雨林气候和热带草原气候，人类活动影响也有限，可以说是野生动物的天堂，而野生动物大多数都是病毒的自然宿主。二是非洲大陆相对比较封闭落后，还存在很多部落形式的社会结构，基本上是基础农业及原始采摘和捕猎的生活方式。在那里生活的人们有更多的机会跟野生动物打交道，很多部落都有捕食野生动物的习惯，因而感染病毒的机会增多。三是非洲的医疗卫生条件较差，很多地区根本没有公共卫生这个概念，发生了病毒感染也不懂得怎么处理，导致病毒大范围扩散。

病毒与人类的攻防战

病毒突破人类防御屏障侵入人体，首先是从外到内，这一步有很多路径可以选择。

我们每天都在遭受病毒的攻击。一直以来，我们用皮肤作为身体第一道防线抵御它们入侵。正常情况下，我们的皮肤最外层有一层角质层，主要由 10 ~ 20 层扁平、没有细胞核的死亡细胞组成，这对于病毒来说简直是铜墙铁壁、钢铁长城。然而，当你被蚊虫叮咬、猫狗抓咬、擦伤溃疡，或者你自毁“长城”去文身、吸毒等，就会使我们的表皮防线出现漏洞，由蚊虫传播的登革病毒、寨卡病毒，以及由猫狗等动物传播的狂犬病毒等多种病毒便会乘虚而入。所以请同学们一定要爱护皮肤，不给病毒可乘之机。

病毒可以选择的还有我们的眼睛、消化道、生殖道，但是这些路径同样比较艰难。例如我们的眼睛每隔几秒便会自动清扫一次，用分泌物清洗眼球、清除外来微粒。我们的消化道也是不同凡响，通过唾液、胃酸与消化酶、胆汁以及肠道中众多有益菌群，能杀死各路来犯的病毒和细菌。生殖道也很厉害，通常有黏液和一些人体有益的乳酸菌长期驻守，创造出低 pH 的酸性环境，让外来入侵者没法生存。不过堡垒总是从内部攻克的，人类总是有这样那样的问题让病毒钻空子。比如，我们在不干净的游泳池游泳，还不戴游泳镜；经常用脏手揉眼睛、抠鼻子，抓起食物就吃……不健

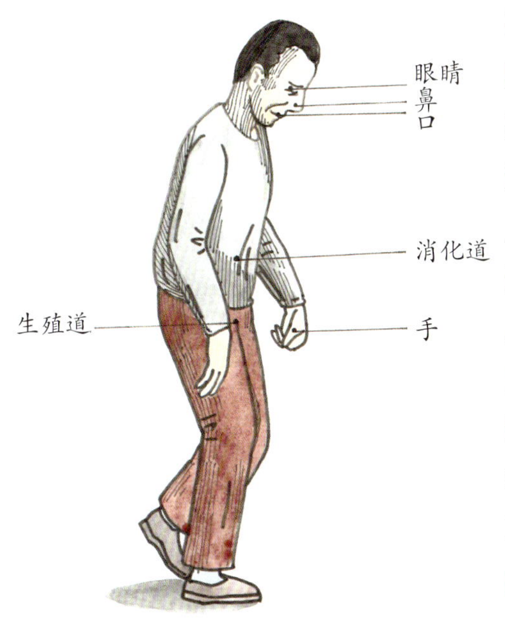

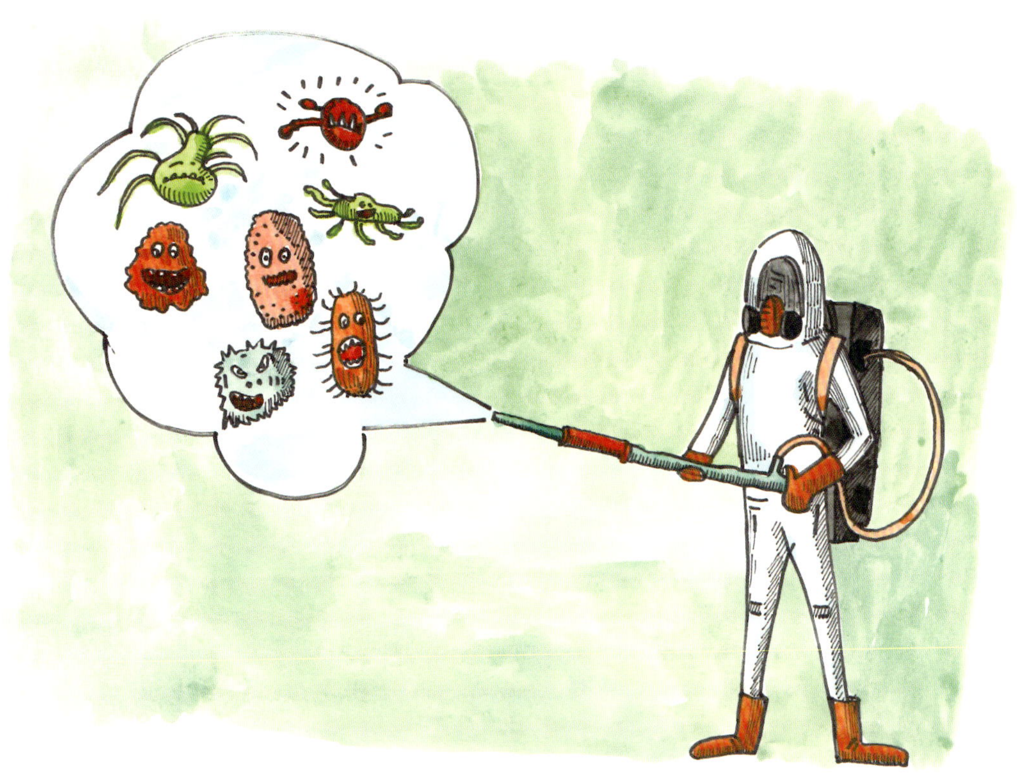

康的生活习惯及不正常、不文明的交往方式，真是“不作不死”。

病毒最常见、最喜欢进攻的是我们的呼吸道。呼吸道分为上、下两部分：鼻、咽、喉，合称为上呼吸道；气管、支气管和肺，合称为下呼吸道。整个呼吸道内表面都分布有分泌液和纤毛（鼻孔、咽后壁和声带黏膜除外），它能温暖（或冷却）、湿润和净化吸入的空气，对于呼吸器官和人体有着保护作用。通常通过呼吸道的过滤和清洁作用，阻挡和清除了随空气进入呼吸道的颗粒、异物，使进入肺泡的气体几乎清洁无菌。呼吸道有各种不同的机制防止异物到达肺泡，比如直径大于 10 微米的异物就过不了鼻子这一关，小于 10 微米的异物也会被呼吸道分泌液黏住咳出来。人类的肺部拥有约 3 亿个肺泡，展开后总面积能达到 100 平方米，人体每时每刻都要呼吸，气体就在这 100 平方米中不停地进行交换，呼吸道防御系统工作量巨大，但也防不胜防。因此，这也是呼吸道容易被病毒攻破的原因。

病毒进入到了人体，还有更艰难的路程，那就是人体免疫系统的反击。人体的免疫系统主要由两大部分组成：先天免疫系统（也可称为非特异性免疫或自然免疫）和后天免疫系统（也可称为特异性免疫或获得性免疫）。

先天免疫系统是随着人类进化与生俱来的。它的部队主要有两支：一是皮肤、黏膜，还包括黏膜的分泌物，如乳酸、脂肪酸、胃酸和酶等，这支部队可以针对多种不同的病原。另一支部队是体液中的杀菌物质和吞噬细胞，如中性粒细胞、巨噬细胞等，对多种病原体都有防御作用，能够精准识别入侵人体的病原物质，并产生效应物质“逮捕”和“清除”这些病原体。在人们毫无知觉的时候，这两支部队就阻止了病原体对机体的侵袭。当然战斗激烈的时候，你也会相当“不爽”。因为这时神经系统开始促使体温升高，升高的体温再次加速免疫细胞向感染区迁移；为了向战斗部位输送援军，你的血管舒张、血流加快，毛细血管充血导致你的肤色发红；血管中的细胞和体液更容易向周围组织渗透，从而引发组织肿胀；你有可能会感到鼻塞，鼻腔血管中的液体不断渗出，鼻涕大增，而激战中死去的细胞则会变成脓涕；一些身体内的化学物质可能会刺激神经末梢，造成肌肉疼痛。红、热、肿、痛，所有这些反应被称为炎症反应，它们是你的身体对抗入侵者的体现。

“道高一尺，魔高一丈。”病毒在斗争中不断提高技能、突破防御，比如它们会以惊人的速度复制增殖，真是“天下武功，唯快不破”。流感病毒、鼻病毒在 6 ~ 7 个小时内就可以在一个细胞内复制成千上万的个体，腺病毒更是可以在一个细胞内制造多达 10 万个病毒颗粒，它们依靠“毒海战术”冲破防线。当先天免疫系统失效后，后天免疫系统便开始设立防线。后天免疫系统是人出生以后，通过不断接触新鲜事物逐渐建立起来的，只针对某一特定的病原体或异物起作用。因此，接触过什么东西、身边是什么环境，对后天免疫系统的影响非常大。不同的人，后天免疫功能的差别也很大。后天免疫系统由免疫器官（包括胸腺、淋巴结和脾脏等）、免疫细胞（如T 淋巴细胞、B 淋巴细胞等）、免疫因子等构成。在身体发挥免疫作用时，还会产生一些免疫分子，包括免疫球蛋白、补体以及各种各样的细胞因子、趋化因子等，它们会跑到身体各处参与协作。后天免疫系统经过一系列复杂的机制，最终产生抗体，抗体可以结合到病毒表面，让病毒失去入侵细胞的能力，从而消灭病毒。

通过这样一场战役，同学们都已经清楚，由我们外在的皮肤等物理屏障、先天免疫系统、后天免疫系统构成了人体的三层防御体系，人体每经历一次病毒的进攻，就会把病毒特征记录在案，免疫系统就有可能获得一次升级。正是这样的机制，让人类从病毒进攻中生存下来。

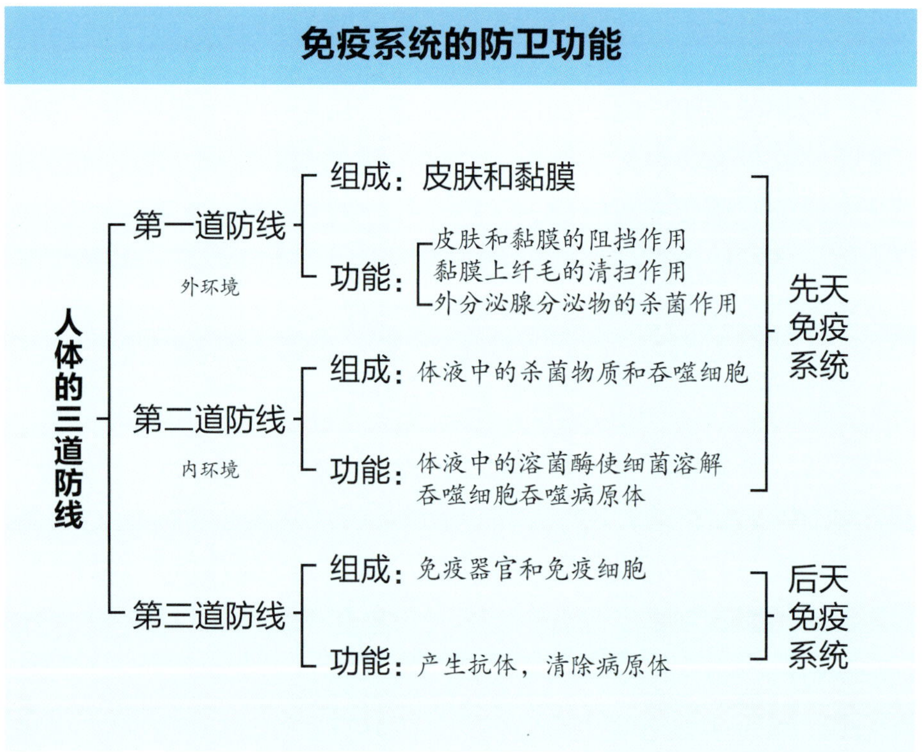

积极行动 科学战“疫”

人类抵御病毒是一个综合性的战斗，重要的是要保护好我们的免疫系统。一旦免疫系统发生紊乱，那就要出大事了，病毒或细菌导致的各种疾病就会发生，甚至肿瘤细胞也会毫无顾忌地生长。影响免疫系统的因素有很多，目前认为遗传是一大主因，年龄、情绪、压力、睡眠、饮食、环境等也是影响因素。

通常情况下，同学们要注意以下几个方面：

一是保持充足睡眠。保证醒来时精力、体力都很充沛，每天睡眠时间不能少于 7~9 个小时。

二是保证饮食均衡。科学合理的饮食搭配可以为同学们提供充足的营养。要保持食物多样，谷类为主，注意选择全谷类、杂豆类和薯类；要多吃蔬果、奶类、大豆；适量吃鱼、禽、蛋、瘦肉，动物性食物摄入要适量，煮熟、煮透再吃，坚决杜绝食用野生动物；日常饮食要少盐、少油，控糖限酒；每天饮水 7~8 杯（1500~1700 毫升），提倡饮用白开水和茶水，不喝或少喝含糖及碳酸类饮料。

三是保持情绪稳定。恐慌的情绪会给我们带来心理压力，导致抵抗力下降，从而容易受到病毒侵袭。因此，我们要从权威渠道获取疫情信息，不道听途说，注意鉴别谣言。

四是适当运动。运动可增加肺活量，使呼吸道纤毛的活动强而有力，进入的细菌便会随着摆动被甩出。在家也要天天运动，保持健康体重。减少久坐时间，每小时起来动一动。

五是不盲目用药。为了有效预防新型冠状病毒肺炎，一些人选择服用抗病毒药，然而目前尚没有治疗新型冠状病毒的特效药，盲目用药会导致自身免疫系统被削弱，反而给病毒提供了机会。

除了注意自身的保护外，我们还要积极采取公共卫生防御措施。从人类历史上的历次疫情看，切断病毒传播途径是最有效的办法。

在我国古代，医学家很早就认识到了一些疾病具有传染性，并主张通过隔离的方式来阻隔疫情的传播。在《汉书》中，就有用“隔离”来防控疫情的记载。比如在疫情发生时，会建立专门的“病迁坊”，用来隔离患病的人。在唐朝，发生麻风疫情时，通过建立“病人坊”来阻隔疫情。中世纪欧洲屡次暴发瘟疫，在惨痛的教训中人们开始采取隔离的措施。例如，在黑死病流行期间，教会劝阻人群不要聚集在封闭场所，港口会拒绝染病船只进港甚至拒绝船员接触城市水源，在意大利米兰地区甚至有将患者整栋住宅直接用木板钉封的极端措施，有些国家关闭了边境线……这些措施对阻止瘟疫传播起到了积极的作用。

佩戴口罩也是防止大规模疫情传播的有效措施。人类使用口罩有很长的历史，而且还有一些有趣的故事。最先使用口罩的是中国。古代宫廷里的人为了防止粉尘和口气污染而开始用丝巾遮盖口鼻，意大利著名旅行家马可·波罗的游记中有这样的一段记载：在元朝

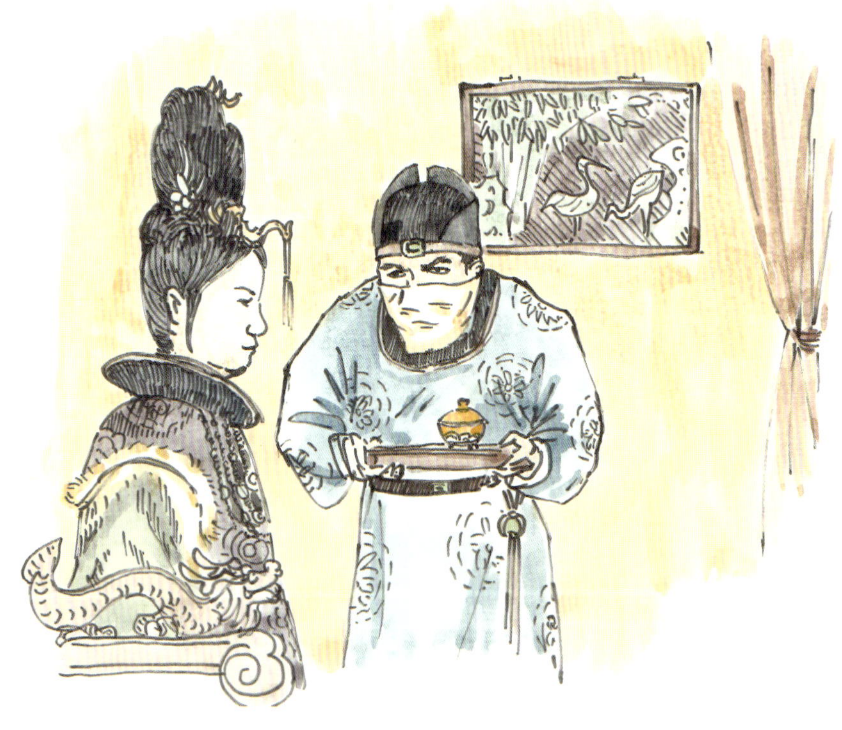

的宫殿里，献食的人皆用绢布蒙口鼻，俾其气息，不触饮食之物。古波斯（现伊朗）有戴口罩的传统，不过主要是宗教因素。他们认为俗人的气息是不干净的，因此在进行宗教仪式时，要用布包住脸。伊朗的一些古浮雕中，祭师就戴着口罩。

真正把口罩用于卫生医疗是从近代欧洲开始的。1895 年，德国病理学专家莱德奇发现病菌通过空气传播，导致手术后患者伤口感染，从而认为人们讲话时带出来的唾液会导致伤口恶化。于是，他建议医生和护士在手术时戴上一种用纱布制作、能掩住口鼻的罩具。此举果然有效，病人伤口感染率大为下降。从此，各国医生纷纷效仿，这就是现代口罩的开端。1899 年，法兰西一位医生做了一种六层纱布的口罩，缝在手术衣的衣领上，用的时候就将衣领翻上。后来口罩改成可以自由系结的，用一个环形带子挂在耳朵上，现代口罩就这样诞生了。

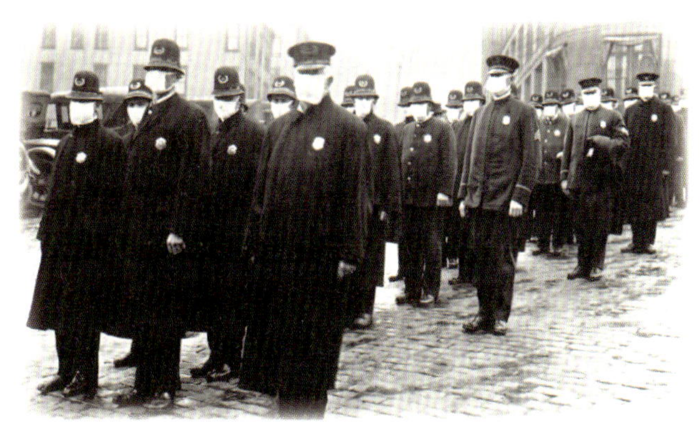
1918 年大流感期间美国西雅图警察戴着口罩在街上列队

让口罩走入普通大众生活的是 1918 年大流感。从 1918 年 3 月到 1919 年年底，全世界大约 20% 的人感染了流感，死亡人数超过 2000 万。这段时间里，人们被强制性要求戴口罩。在 20 世纪中后期发生的一些疫情中，口罩的大规模使用在预防和阻断病菌传播方面发挥了重要作用。如今不仅仅是疾病，随着 $PM_{2.5}$ 等空气危害概念的出现，引发公众对空气污染问题的重视，使得口罩等防护用品在雾霾天气期间甚为畅销，世界各族人民养成了戴口罩的好习惯。

科技让人类更强大

随着现代科技的发展，科学家不断努力帮助人类打赢与病毒的战争，让人类变得更强大。

现在每个孩子从出生的那一天起，就在享受疫苗接种服务，一直持续到 12 岁。接种的疫苗种类也很多，如乙肝疫苗、卡介苗、百白破等，这无疑在很大程度上避免了某些疾病的发生。

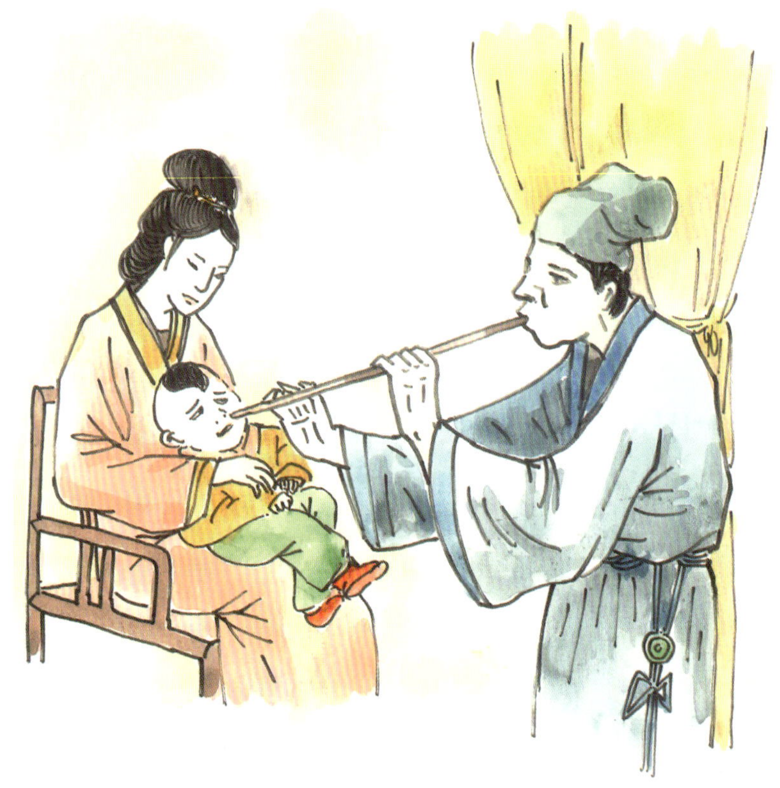

疫苗是医学的伟大发明之一。早在唐宋时期，中国人就开始使用疫苗预防天花。据史料记载，早在唐朝，药王孙思邈就根据以毒攻毒的原则，用天花患者烂疮中的脓汁敷于皮肤的办法来预防天花。到了宋朝，医生们发明了人痘疫苗——人身上被感染的天花痘做成的疫苗，用痘衣法、痘浆法、水苗法等方法，放在健康人鼻子内，以预防天花。1688 年，俄国人学习了中国种痘技术并进行了改良，采用针刺法接种到人的身体上。18 世纪初，俄土战争爆发，这种方法传入土耳其，在接下来的几十年里，陆续传入英国、德国、日本、朝鲜等国家。

现代疫苗诞生于 18 世纪末，那时的欧洲饱受天花困扰，感染天花后死亡率极高，死状也很惨，每年死亡的人数超过 40 万。当时一位叫爱德华·琴纳的医生在英国乡间行医，当地人都知道，挤奶女工似乎不会被天花感染。爱德华·琴纳猜测，也许是牛痘让女工们获得了免疫力。牛痘这种病和天花类似，但是要温和得多，一般不会给人造成太大的伤害。爱德华·琴纳做了个实验，他从挤奶女工手上的痘痂里提取了一些脓液，接种给了一名 8 岁男孩，男孩只是发了点烧。接着爱德华·琴纳给男孩接种了天花，男孩并没有发病。爱德华·琴纳通过这个实验证明，接种牛痘确实能让人获得对天花的免疫力。天花后来成为人类彻底消灭的病毒之一。爱德华·琴纳因而被称为“疫苗之父”。

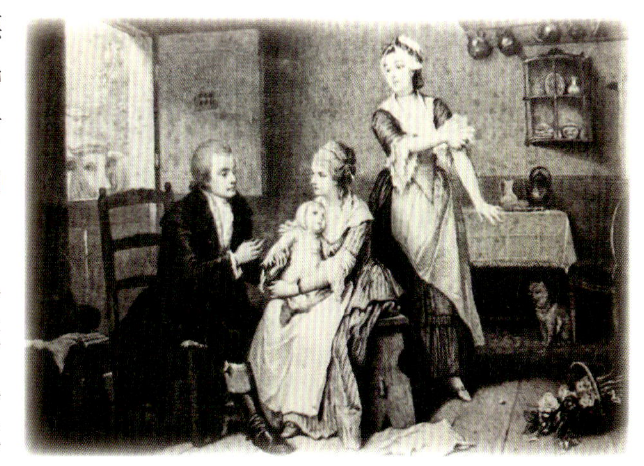

爱德华·琴纳正在给孩子接种天花疫苗

在人类疫苗研究史上，另一位巨人就是法国著名的微生物学家、化学家路易斯·巴斯德。19 世纪，狂犬病每年都要夺走无数法国人的生命，当时人们对付狂犬病，是用烧红的铁棍烙烫伤口。因为欧洲人相信，火焰与高温可以净化一切事物，包括肉眼看不见的细菌。如此原始、残酷的做法，并没有能够治愈狂犬病，常常只是加速死亡。

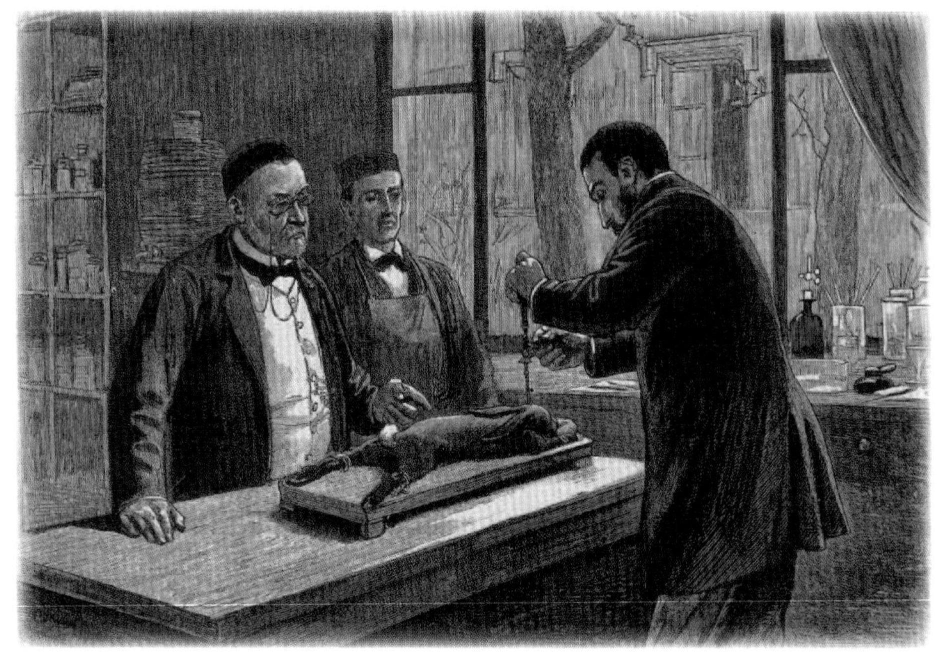

路易斯·巴斯德用兔子做实验

1882 年，路易斯·巴斯德开始研究狂犬疫苗，他创造性地发明了活体培养法制取疫苗。他将狂犬的毒液接种到兔子的脑膜下，待兔子死后将其脊髓提取出来，再接种到另一只兔子的脑膜下。这样经过多次培养，得到了毒性极其微弱的狂犬病疫苗。历经数次动物实验，路易斯·巴斯德发现，病毒经过反复传代和干燥，毒性会减弱。他把干燥的兔子脊髓组织磨碎加水，制成了最初的疫苗。用这种疫苗注射到狗脑中，再让打过疫苗的狗接触致命的病毒。经过反复实验后，接种疫苗的狗即使脑中被注入狂犬病毒，也不会发病了，狂犬疫苗终于研发成功。1885 年，一位几乎绝望的母亲，带着被狂犬咬伤的 9 岁男孩约瑟芬，站在路易斯·巴斯德的实验室门口，哀求路易斯·巴斯德救救她的孩子。为了不眼睁睁看着男孩死去，路易斯·巴斯德决定为男孩打下人类的第一针狂犬病疫苗，这时距离约瑟芬被狗咬伤已经四五天了，路易斯·巴斯德在 10 天中连续给约瑟芬注射了十几针不同毒性的疫苗。一个月后，男孩安然返回家乡。路易斯·巴斯德成为世界上第一个能挽救狂犬病人生命的人。路易斯·巴斯德开创了微生物生理学，所以被后人誉为“微生物学之父”。如果说爱德华·琴纳第一次使人类真正征服了一种疾病，那么路易斯·巴斯德则开创性地引导人们征服多种疾病。他发明的巴氏消毒法至今仍被广泛应用。

20 世纪科技发展迅猛，与疫苗相关的微生物学和免疫学技术突飞猛进，疫苗的研发也硕果累累，陆续有白喉、破伤风、脊髓灰质炎、麻疹、腮腺炎、风疹、百日咳等几十种疫苗上市。进入 21 世纪，疫苗的研发前景依然光明，已经有狂犬病疫苗、乙肝疫苗、七价肺炎结合疫苗等多种多糖－蛋白结合疫苗、HPV 疫苗、三价和四价流感疫苗等新型疫苗获得批准。疫苗的使用使人类得以在全球范围内消灭了传染性极强的天花，控制了白喉、百日咳、脊髓灰质炎、麻疹等，同时也显著降低了传染病的死亡率。迄今为止，接种疫苗是保护易感人群，预防和控制传染病最经济、最有效的手段，在控制病毒性传染病方面发挥了巨大作用，这是 20 世纪伟大的公共卫生成就之一。

尽管科学研究取得了巨大的成果，但是我们面对艾滋病、SARS、人禽流感、埃博拉、MERS 病毒感染等对人类健康威胁巨大的新发传染病，还没有有效的手段。在人类对抗病毒的道路上，可谓“路漫漫其修远兮，吾将上下而求索”。

构建国家生物安全体系

新兴生物技术在为人类健康带来福祉的同时，也对生物安全构成了新的威胁。保护人民健康、维护国家长治久安必须依靠全方位、多层次、综合性的保障，其中筑牢国家生物安全防线势在必行。

同学们已经知道在 20 世纪 70 年代天花病毒被消灭了，然而大家可能不知道，最后一个已知的自然天花病例在非洲的索马里被消灭后，位于西方发达国家的英国伯明翰市居然又发生了一次天花疫情。英国伯明翰大学医学院的亨利·贝德森教授为了研究天花病毒，他向世界卫生组织申请把伯明翰大学的医学实验室作为天花研究实验室。1978 年 8 月经世界卫生组织批准，亨利·贝德森可以在伯明翰大学研究天花病毒直到年底。然而在天花病毒送至实验室的几天之后，就发生了让亨利·贝德森崩溃的病毒泄漏事故。

40 岁的珍妮特·帕克是伯明翰大学的一位解剖摄影师，她工作的暗房就在存放天花病毒实验室的楼上。8 月 11 日，珍妮特·帕克开始感觉身体不适，她的背部、四肢和脸上都出现了一些红点。医生诊断她患上了水痘。时间一天天过去，珍妮特·帕克的病情并没有好转，反而逐渐恶化。这时人们才意识到，又一例天花病例出现了。而在此之前，英国已经有五年没有出现天花病例了。这起病例在伯明翰引发了恐慌，受到政府和世界卫生组织的密切关注，稍有不慎将可能使好不容易控制住的天花再度暴发。于是医疗团队对人群进行了大规模的排查和预防。尽管及时采取了预防和隔离措施，但这次暴发仍然造成了死亡。不久后，珍妮特·帕克 77 岁的父亲死于天花感染，随后珍妮特·帕克也去世了。9 月 6 日，亨利·贝德森教授在自家的花园里自杀。这位一生致力于研究天花病毒的病毒学家，却让天花病毒从自己的实验室中泄漏了出去，引发全英国的恐慌，他愧对世人。人们至今都不知道，亨利·贝德森实验室里的天花病毒样本是怎么泄漏出去的。

1979 年 12 月，世界卫生组织正式宣布天花已被消灭，同时达成了一项协议。协议规定，将销毁剩余的天花病毒，只把少量的样本转移到两个安全实验室中，分别是美国疾病预防控制中心和俄罗斯国家病毒学和生物技术研究中心。但是这还不能彻底消除人们的恐惧情绪，万一这两所实验室的天花病毒也发生泄漏了呢！ 1986 年，世界卫生组织准备销毁实验室里的所有天花病毒，最后销毁期限定为 1993 年 12 月 30 日。然而销毁的日期先是推迟到 1999 年 6 月 30 日，后来又推迟到 2002 年 6 月 30 日。因为科研人员认为存在天花疾病

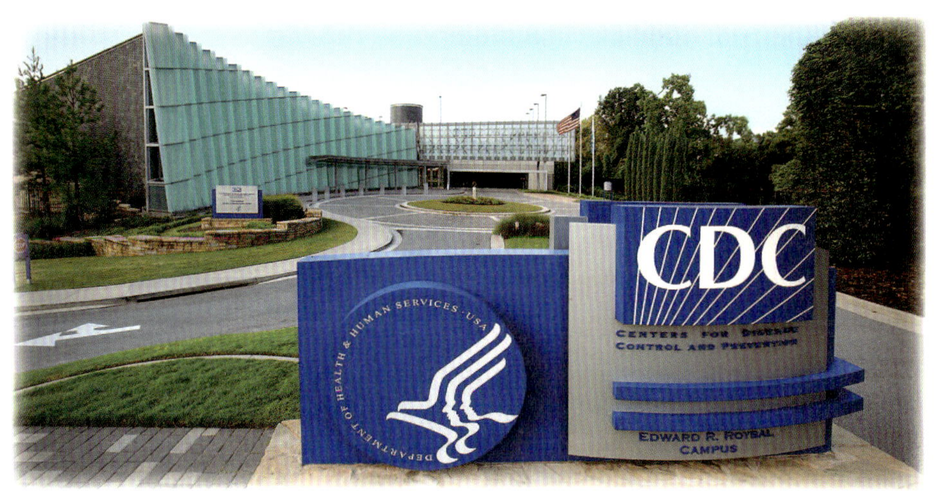

美国疾病预防控制中心

再度暴发的风险，为了继续测试研究，所以有必要保留天花病毒样本。最终实验室中的天花病毒没有被销毁，而是保留了下来。

令人忧虑的是，这些定时炸弹时不时还会响一下，让人胆战心惊。2014 年 7 月，在美国华盛顿附近一个政府机构实验室的储藏室中，人们发现了可能制作于 20 世纪 50 年代的天花病毒样本。除了美国和俄罗斯两个高度防护的实验室之外竟然还存在天花病毒，这个事实让人们十分恐惧。所幸的是，装着天花病毒的玻璃瓶从来没有被打开过。2019 年 9 月，俄罗斯国家病毒学和生物技术研究中心发生煤气爆炸，引发了一场大火。发生爆炸的实验室大楼除了存放着天花病毒外，还有埃博拉、艾滋病等病毒。幸运的是发生爆炸的房间恰好没有任何病毒样本，因此没有发生病毒泄漏。

随着全球化进程不断加快，特别是以合成生物学和基因组编辑技术为代表的新型生物技术的突飞猛进，同时由于生物学技术的普及，使得恐怖分子也能比较容易地获得杀伤性生物制剂，这些都让我国面临着全球范围生物技术滥用的潜在威胁，因此要加快构建国家生物安全体系。

第六章　守护人类的最美“逆行者”

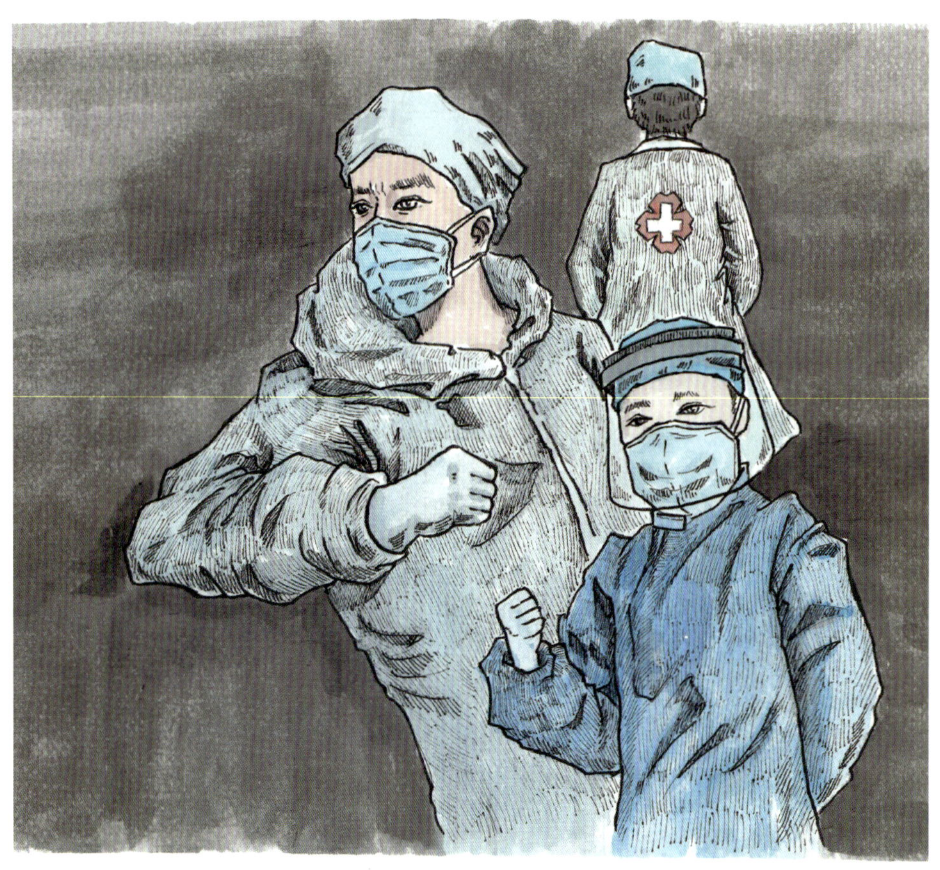

100年前，人类的平均寿命只有31岁，而如今已延长到71.6岁。这一变化的背后，最主要的原因就是医学的巨大进步。在人类历史上，有无数的医学工作者迎难而上、逆水行舟，用科学的精神、科学的思想、科学的方法和科学的态度，为人类健康撑起了一片安全的天空。

科学家的责任与坚守

著名的医学微生物学家汤飞凡先生是第一个投身病毒学研究的中国人。他是世界上第一个分离出沙眼衣原体的人，曾被誉为“最接近诺贝尔生理学或医学奖”的中国人。

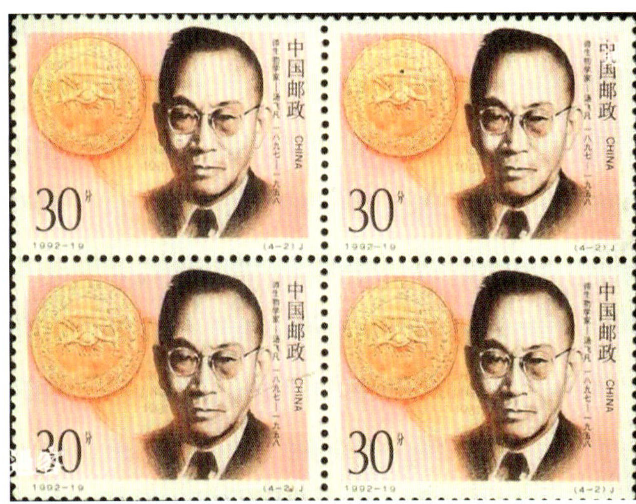

中国邮政发行的汤飞凡纪念邮票

汤飞凡的一生如同一部交响曲，跌宕起伏，让人荡气回肠。他是中国病毒学领域的拓荒人，世界首支斑疹伤寒疫苗，中国第一支青霉素、狂犬疫苗、牛痘疫苗都出自他之手。抗日战争期间，汤飞凡毅然从物质条件优越的美国回到祖国，以悬壶济世的胸怀与艰苦卓绝的努力，研制出青霉素，挽救了无数前线将士的生命。中华人民共和国成立初期，他领导的科研小组成功研制出鼠疫疫苗，抑制了大肆蔓延的鼠疫。为了研究困扰中国人的沙眼病症，他冒着失明风险，让助手将分离出的沙眼病毒滴进自己的眼睛，以身试毒，终获重大发现。他不仅攻克了沙眼，更在学术领域里彻底驳斥了日本学者关于沙眼病毒的错误判断。

1957 年，国际科学界把他发现的沙眼衣原体列为当年重大科学成就之一，和他并列的其他两项成就后来都获得了诺贝尔奖。可惜的是汤非凡先生在 1958 年不幸去世，而诺贝尔奖有个规矩，即不颁发给去世的人。1992 年中国邮政曾发行邮票纪念这位“中国疫苗之父”。

法国著名微生物学家、化学家、近代微生物学的奠基人路易斯·巴斯德，在成功研发出狂犬病疫苗后，因国内外的患者蜂拥而至前来注射疫苗，以致路易斯·巴斯德和助手日夜忙碌。长年的过度工作，严重损害了路易斯·巴斯德的健康。1887 年 10 月 23 日上午，他因脑出血倒在写字台上，此后的几年里（路易斯·巴斯德 1895 年 9 月 28 日在巴黎去世），他在半身不遂的情况下，仍然在科研领域奋力拼搏。由他担任第一任所长的法国巴斯德研究所，在医疗、科研、教学和全球化发展等方面做出了卓越的贡献，是现代科研机构的一个成功典范。2004 年我国与法国合作，在上海建立了上海巴斯德研究所。

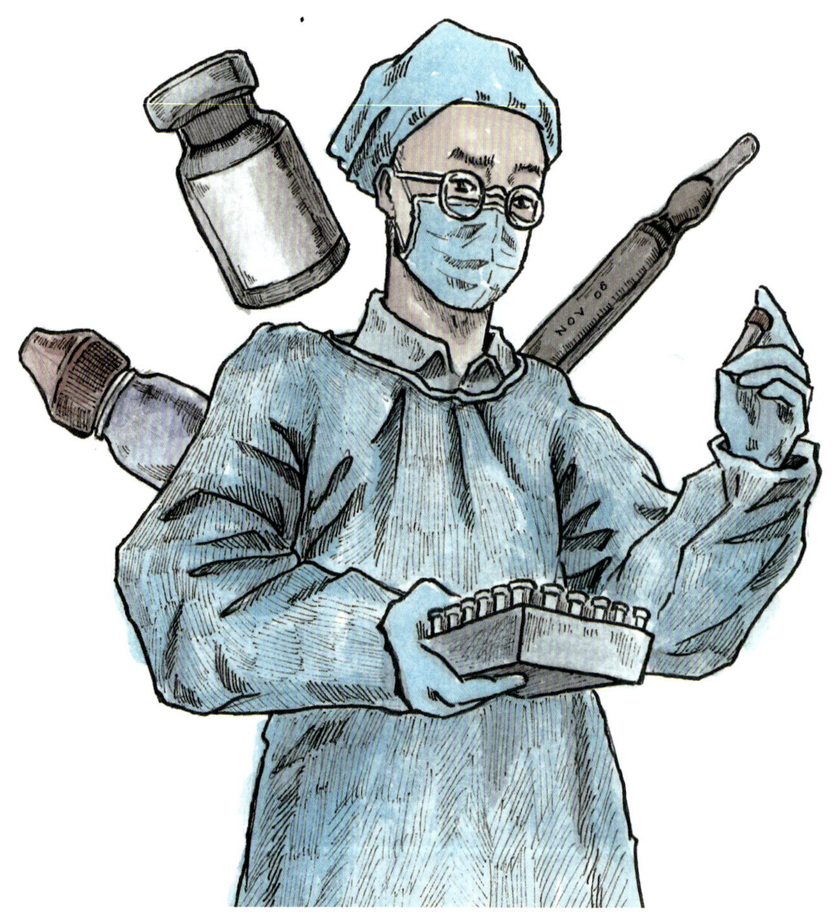

1906年，北美洲落基山暴发斑点热。落基山脉被称为北美洲的“脊骨”，跨越加拿大和美国，南北纵贯4800多千米。为了掌握第一手资料，美国病理学家霍华德·泰勒·立克次深入蒙培拉州山谷疫区调查研究。他在患者血液中发现有一种杆菌状小体与众不同，接近于细菌的样子，似乎又不完全是那么回事。霍华德·泰勒·立克次很高兴，他基本上确定了斑点热病原体。1909年，墨西哥城流行斑疹伤寒，霍华德·泰勒·立克次应邀带着助手到达墨西哥。有了以前研究斑点热的经验，他很快在患者的血液和吸过病人血的体虱内发现了似曾相识的那种“小东西”。于是他们着手做了动物试验，证明这个斑疹伤寒可传播给猴，猴康复后对本病免疫。另外还通过交叉免疫试验，证实斑疹伤寒与落基山斑点热还是有一些区别的。就在霍华德·泰勒·立克次步步深入，准备彻底破解谜底之际，却突然病倒了，他被自己所研究的斑疹伤寒夺去了性命，终年39岁。

后来人们才搞明白，霍华德·泰勒·立克次发现的是一种原核生物，介于细菌与病毒之间，为了纪念霍华德·泰勒·立克次，科学界把这个病原体命名为立克次体。无独有偶，5年后，捷克科学家普若瓦帅克也在科研中染病，被斑疹伤寒夺去生命。1916年，科学家终于分离到斑疹伤寒病原体，并将其命名为普氏立克次体，借以纪念普若瓦帅克。

如果你见过1000日元的钞票，就会发现上面有一位日本人的肖像，他就是20世纪著名的微生物及免疫学家野口英世博士。野口英世因儿时的一次烧伤落下残疾，但他立志学医，并在1897年获得了行医资格。1900年，野口英世前往美国开展研究，他首次在神经梅毒脑切片上发现了螺旋体，并利用人工培养基从奥罗亚热患者血中和秘鲁疣患者疣结节中分离、培养出杆状巴尔通体（属于立克次体科，与猫抓病的病原体类似），阐明了这两种疾病之间的关系。1927年野口英世不顾高龄，亲自到非洲考察黄热病，后不幸感染，10天后去世。野口英世先生的碑文上写着：“他毕生致力于科学，他为人类而生，为人类而死。”

在2003年SARS疫情和2020年新型冠状病毒肺炎疫情中，一位超级英雄般的科学家让人们铭记，他就是中国工程院院士钟南山。钟南山是中国医学界的传奇人物，他出生医学世家，父亲钟世藩是中国著名的儿科专家，母亲廖月琴是广东省肿瘤医院的创始人之一。受到家庭环境的影响，钟南山从小就向往学医。

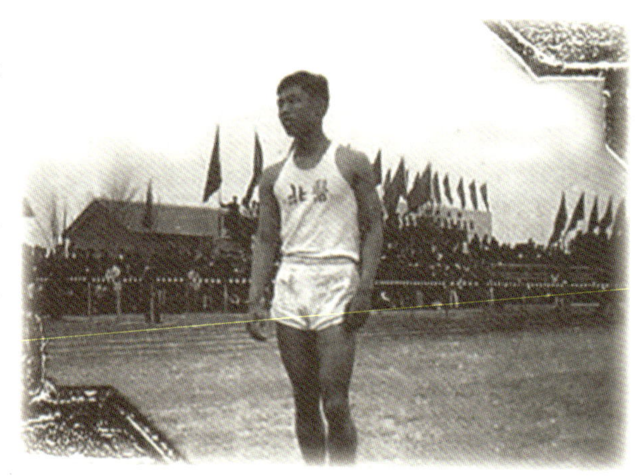

1956年钟南山打破400米栏全国纪录

1953年，17岁的钟南山以优异的成绩考上了北京医学院（今北京大学医学部）。不过他年轻时有点“不务正业”，爱好田径运动，体育成绩特别好。1956年，正在读大三的钟南山作为北京医学院的运动员代表参加了北京市高校运动会，获得了400米跑第一名，并在第一届全国运动会的比赛测验中，以54秒2的成绩打破了400米栏全国纪录！1959年，钟南山入选北京市体育运动队，参加了北京市运动会，获得了男子十项全能的亚军。钟南山在北京医学院创造的110米栏和400米栏的纪录，时隔半个多世纪后仍然无人突破。由于对体育的热爱，钟南山结婚的对象也是一名运动员，她就是中国著名女子篮球运动员李少芬，1999年被选为中国篮球运动员50杰之一，曾担任过中国女篮的副队长，其事迹被拍成电影《女篮五号》。他们的女儿也是一名优秀的游泳运动员，获得过世界短池游泳锦标赛100米蝶泳冠军。

第一届全国运动会结束后，北京市体育委员会曾经希望钟南山留在体工队。于是，钟南山面临一个艰难的选择：是继续从事医学事业，还是改行从事体育事业。那时候，运动队生活条件不错，吃得很好，对钟南山来说具有很大的诱惑力。钟南山经过慎重考虑，放弃了这个机会。因为他觉得，自己身体天赋有限，最多只能成为亚洲级别的运动员，无法取得更大的突破。从此，钟南山将医学研究和治病救人作为从事一生的工作。

21 世纪初，一场起源于哺乳动物的传染性非典型肺炎席卷广州，最终蔓延至全国，世界卫生组织将其命名为重症急性呼吸综合征（SARS）。之所以一开始被称为非典型肺炎，是因为这种传染性肺炎很特殊、不典型，甚至在一开始引起了广泛的误判。作为一名科学家，钟南山恪尽职守、坚持真理、勇于直言。当时在新闻发布会上有人问道：“疫情是不是已经得到了有效控制？”钟南山直接说了实话：“现在病原不知道，怎么预防不清楚，怎么治疗也还没有很好的办法。病情还在传染，怎么能说是控制了？我们顶多叫遏制，不叫控制，连医护人员的防护都还没有到位。”为了这些大实话，钟南山受到了很多质疑，可他这个人，就跟他挂在办公室中那显眼的匾额一样“敢医敢言”。“当事实和权威不一样的时候，我们当然首先尊重事实，而不是尊重权威。”他不顾生命危险奔赴疫区指导医疗救治工作，倡导与国际卫生组织合作，主持制定我国急性传染病诊治指南，为战胜疫情做出重要贡献。

2018 年 12 月 18 日，党中央、国务院授予钟南山改革先锋称号，颁授改革先锋奖章，被评为“公共卫生事件应急体系建设的重要推动者”。

2020 年 1 月，这位已经 84 岁的老人，再次披挂上阵，冲在了防疫的最前线。1 月 18 日，钟南山坐高铁赶赴发生疫情的武汉，因为当天航班已买不到机票，加上“春运”期间高铁票紧张，他被安顿在餐车一角。半夜 11 点多到达武汉住处，立刻听取武汉方面的情况介绍。第二天，上午开会并到武汉金银潭医院和武汉疾病预防控制中心了解情况，然后一直开会到下午 5 点，又从武汉飞往北京，赶往国家卫生健康委员会开会，到 20 日凌晨 2 点多钟才休息。休息了 3 个多小时后，早上 6 点钟起床，一天下来，全国电视电话会议、新闻发布会、媒体直播连线……一直忙到深夜。

在疫情面前，钟南山早已不再局限于一个呼吸疾病医生的身份，人们已经把他当成了战胜未知病毒的希望。《人民日报》的微博是这样评价钟南山的：84 岁的钟南山，有院士的专业，有战士的勇猛，更有国士的担当。一路奔波不知疲惫，满腔责任为国为民，的的确确令人肃然起敬。

在对抗疫情的战场上，还有无数像钟南山这样的科技工作者，他们默默无闻地奋战在一线。疫情发生不久，复旦大学生物医学研究院张永振教授领导的协作团队破译了新型冠状病毒的基因组，完成病毒测序。此举为后续新型冠状病毒的溯源以及鉴定提供了至关重要的支持。随后中国科学家郝沛、钟武、李轩等合作，揭示了新型冠状病毒的进化来源和传染人的分子作用通路。拿到测序结果 10 天内就发表研究结果，中国与世界卫生组织分享新型冠状病毒全基因组序列，以便公共卫生机构、实验室和研究人员能够访问。这些研究成果为科学防控、制定防控策略和开发检测 / 干预技术手段提供了科学依据。

布鲁诺、居里夫人、邓稼先、南仁东……太多太多的科学家，就像历史长空里最闪亮的星，刺破宇宙的黑暗，在艰辛的科学征途上逆流而上，引领着后继的追随者。他们值得历史和人民铭记。

众志成城　大爱无疆

“没有人是一座孤岛，在大海里独踞；每个人都像一块小小的泥土，连接成整个陆地。”17 世纪英国诗人约翰·多恩的诗句，形象地说明了人类在地球村应有的态度。在疫情面前，历史上还有很多感人的故事，充分体现出人类的团结和友爱。

中世纪欧洲黑死病大流行，英国也深受其害。当黑死病从伦敦

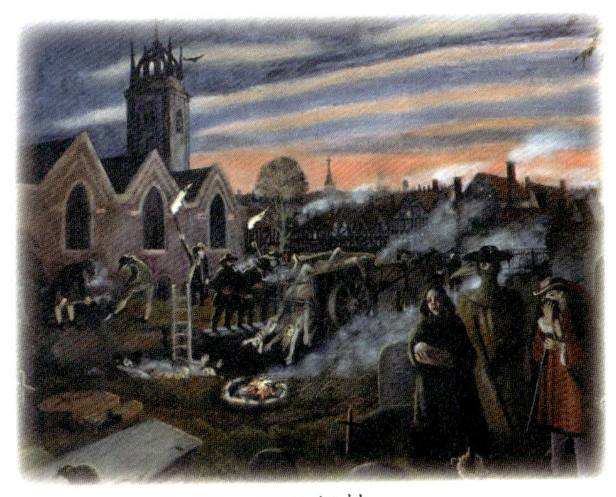
亚姆村

开始扩散的时候，位于英国中部交通要道的亚姆村也被感染。为了躲避瘟疫，村民们决定逃往没有疫情的北方。这时村里的牧师威廉姆·莫泊桑把村民们召集到教堂，郑重地说道：“如果往北撤离，肯定会把瘟疫带到北方。如果留在村里，或许可以阻止瘟疫波及剩下的大半个英国！”最终村民们作出了最痛苦的选择，为了阻止瘟疫通过亚姆村蔓延至北方，他们选择了牺牲自己保全别人。村民在牧师带领下修筑了围墙，防止里面的人跑出去，同时也杜绝了外面的人进来。在更远的地方，他们用大石头垒起了“界碑”，上面写着：这里是疫区，不要越过这道地界。村里的人最终大部分都死了，牧师也不例外，他的墓碑上只写了一句话：“请把善良传递下去。”由于亚姆村的牺牲精神，把瘟疫挡在英国中北部的“大门”外，这个位于英国的小村庄，也因此被人永远铭记，成为英国历史上最具牺牲精神及英雄气概的地方。

“走的话未必能活，谁也不知道自己有没有感染瘟疫；不走的话就会死，哪怕没感染的人也很容易被感染。但我们愿意试试，因为善良需要传递下去，后人们要记住善良。”这便是亚姆村村民的选择，这段话被刻在亚姆村中央空地的纪念碑上，这段历史也被写入 1950 版的英国教科书中。

2020 年 1 月，新型冠状病毒肺炎疫情发生以来，牵动了党中央和全国人民的心。习近平总书记多次召开重要会议，全程、全面亲自指挥这场规模空前的全民战“疫”。各路英雄人马逆向而行，义无反顾地奔赴疫区。这其中有奋笔写下《请战书》的医护工作者，

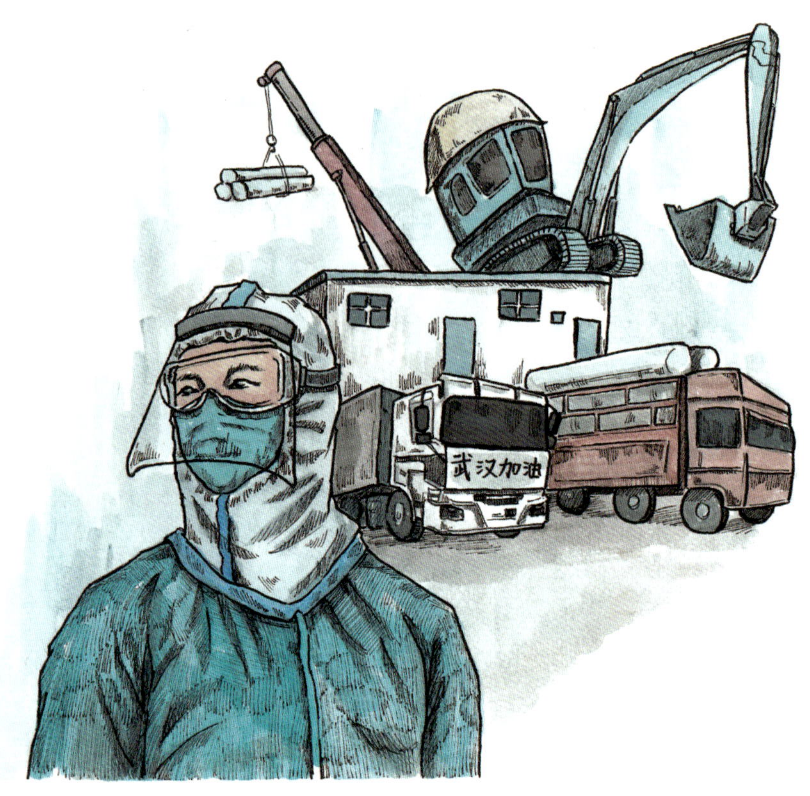

争分夺秒鏖战在火神山、雷神山医院的工程人员，为生命接力星夜驰援的中国军人……

为了尽早收治病患，武汉急需新的医院，于是“火神”“雷神”拔地而起。让我们回顾这些时间节点，记住特殊时刻的“中国速度”：

1 月 24 日，入场挖掘机 95 台、推土机 33 台、压路机 5 台、自卸车 160 台，160 名管理人员和 240 名工人集结完毕。

1 月 25 日，完成大部分地面平整。

1 月 26 日，防渗层施工全面展开，开始底板钢筋绑扎。

1 月 27 日，首批集装箱板房吊装。

1 月 28 日，1 栋双层病房区钢结构初具规模。

1 月 29 日，板房安装完成 20%，水电暖用、机电设备同步作业。

1 月 30 日，集装箱板房进场、改装、吊装快速推进。

1 月 31 日，基础混凝土浇筑完成。

2 月 1 日，活动板房全部安装完成，道路、医疗配套设施施工全面推进。

2 月 2 日，火神山医院工程完工。

从接到命令到最终验收移交，拥有 1000 张床位的火神山医院，只用了 9 天就实现从完成设计方案到交付的全过程。紧急救援行动中，大量的国企、民企和外企集中发力，无数的工程师、工人全力以赴，与时间赛跑，创造了奇迹。世界卫生组织总干事谭德塞惊讶地评论称“我一生中从未见过这种动员”。

医务工作者是抗击疫情的主力。疫情防控的关键阶段，各地支援的医疗队紧急集结，在除夕夜向着武汉进发。他们不顾个人安危，第一时间响应党中央号召，冲锋在前、日夜奋战。很多医护团队每天工作十几个小时，为节约一套防护服 6 个小时不吃饭、不喝水、不上洗手间……他们裹在防护服里，任由汗水浸渍皮肤，被口罩勒到脸颊破皮、被汗水浸到双手泛白，手术室外是席地而眠的身影……医护人员与时间赛跑、跟病毒搏击，在病毒面前筑起一道道健康防线。截至 2 月 17 日，全国 29 个省（自治区、直辖市）包括新疆生产建设兵团和人民解放军，已经派出 3 万多名医务人员支持湖北抗击新型冠状病毒肺炎疫情。

世界上很多国家和组织领导人都高度赞扬中国的措施。他们认为中国政府采取强力防控措施，民众做出巨大个人牺牲，有效阻遏疫情向其他国家蔓延。世界卫生组织总干事谭德塞称赞中国“设立了应对疫情发生的新标杆”。

全球化时代，人类同享地球村，共沐阳光，共担风雨。任何一种传染性病毒疫情都会无差别地影响全人类，这是人类共同面对的新挑战。人们不会忘记，中国早在 16 世纪发明的人痘接种术，就曾造福欧亚大陆众多国家。人们不会忘记，2014 年西非多国暴发埃博拉疫情，中国开展了自中华人民共和国成立以来最大规模的卫生援外行动——第一个派遣包机运送紧急救援物资，第一个派出医疗队赴当地抗击疫情，累计向疫区及周边 13 个国家提供总价值超过 1.2 亿美元的援助，派遣 1200 多名医护人员；无论是检测病毒标本，还是有针对性地运送移动生物安全实验室、援建固定生物安全实验室、培训当地医护及公共卫生人员，中国既解燃眉之急又着眼长远的做法，深受非洲国家及国际社会好评。

在新型冠状病毒肺炎疫情阻击战中，中国同样得到了国际社会的广泛支援。许多国家和国际组织源源不断雪中送炭，主动向中国捐助防疫医疗物资。韩国、日本、伊朗、俄罗斯、巴基斯坦……第

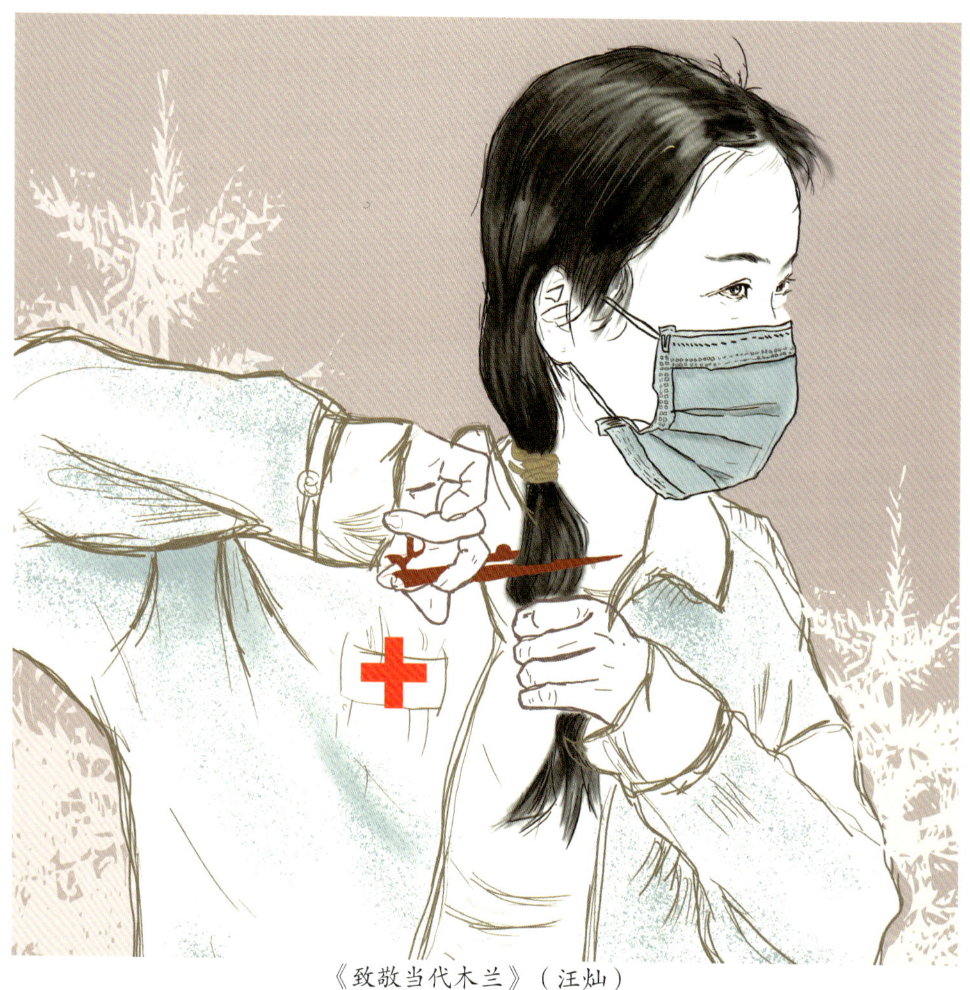

《致敬当代木兰》（汪灿）

一时间伸出援手，提供大量紧急医用物资。日本援助物资上写下了“山川异域，风月同天。岂曰无衣，与子同裳”的友谊箴言；德国中学生齐唱《让世界充满爱》为中国加油；非洲最大银行的上万名员工“穿红衣，挺中国”……一幕幕感人肺腑的瞬间，无不闪烁着人性至善的璀璨光芒，释放出人类同舟共济的强大正能量。与此同时，世界卫生组织向中国派出专家组与中国同行并肩作战，并采取协调行动，汇聚全球科研力量助力抗击此次疫情。例如启动多家实验室，加紧建立全球检测网络，以增强全球诊断能力，改善对疾病传播的监测和追踪；动员国际卫生力量，加快科研和创新工作等。

由于中国采取了强有力的预防和控制措施，到 2020 年 3 月下旬，中国的疫情已接近尾声。然而，新型冠状病毒肺炎却开始在全球肆虐，疫情发展的势头凶猛，让许多国家受到严重冲击。据世界卫生组织公布的数据，截至 2020 年 3 月下旬，180 多个国家和地区出现新型冠状病毒肺炎确诊病例，超过 40 万人被感染，死亡病例超过 1.6 万人。在这个紧要关头，中国政府迅速伸出援助之手，向遭受疫情的 82 个国家和世界卫生组织、非盟提供援助，援助物资包括检测试剂、口罩、防护服等。和世界各国分享中国的诊疗方案，与很多国家和国际组织举行卫生专家视频会议，并向伊朗、伊拉克和意大利派遣医疗专家组。中国的很多地方政府、企业和民间机构已经开始为有关国家提供捐赠。很多中方的援助物资上都写有寄语，既有“千里同好，坚于金石”等中国古语，“道不远人，人无异国”等韩国诗句，也有“我们是同海之浪，同树之叶，同园之花”等意大利哲学家名言。表达了中国人民与世界各国人民加强抗击疫情国际合作、共建人类命运共同体的心声。

当危机降临时，人类需要的是理性、科学、团结。正如世界卫生组织向全球发出的呼吁：我们需要事实，不需要恐慌；我们需要科学，不需要谎言；我们需要团结，不需要污名。人类只有团结一致，众志成城，才能战胜一切困难和危机。

编者的话

《科学战“疫”：人类与病毒的故事》是一本给青少年看的科普图书。既然是科普读物，所以我们力求写得通俗易懂，增强故事性，增加一些延伸性知识，让读者特别是青少年能看明白。但是病毒学、生物学、医学等都是非常专业的学科，需要严谨的用词、专业的语句，因此在很多内容上可能会让读者感觉像学术文章。此外，科学的不断发展也让现在的一些论断具有不确定性，因而在描述时有很多模糊的用词，甚至将来人们再读本书时可能还会发现很多错误的描述。这些问题就请读者朋友们谅解吧！

编写这本书是为了帮助青少年更好地了解新型冠状病毒肺炎的一些基本情况。疫情发生后大家行动都很迅速，一个多月以来已经有大量的关于防控的科普知识见诸各类媒体，因而本书就不再赘述关于防控知识的问题。从策划到成书不到三周的时间，编写过程中得到了很多专家的帮助，特别是从很多网络文章和作品中汲取了丰富的营养，由于时间关系，加之网络作者联络不易，就在这里一并表示感谢。如有意见或建议，请与编写组联系。